Caffin

DE LA NATURE

DE

L'INFLAMMATION;

ET

DES GRANDES DIVISIONS

PHYSIOLOGIQUES DE L'HOMME;

PAR J. F. CAFFIN, Médecin.

La vérité n'a point de factions.

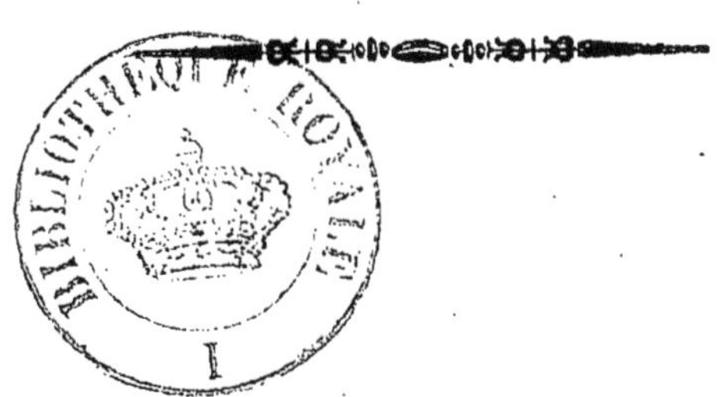

A PARIS,

Chez GABON, libraire, rue de l'École de Médecine.

MARS 1821.

OUVRAGES PUBLIÉS PAR L'AUTEUR.

Traité analytique des fièvres essentielles ; 2 vol. in-8°., première édition de 1811, deuxième de 1819.

Du Caractère de l'Inflammation, de la Congestion et de l'Epanchement, brochure.

De la Complication des maladies ; Mémoire inséré dans le Journal de la Société de Médecine de Paris, tom. 67, pag. 3.

Quelques autres Ouvrages à publier.

De la Physique générale de l'homme.

De la Pathologie générale.

Traité des maladies des Végétaux ; ouvrage présenté au jugement de l'Institut.

Recherches sur les Théories médicales de l'Autocratisme, de l'Humorisme, du Méthodisme, de l'Incitation, de l'Inflammation, pour servir de réponse au rapport de M. *Duméril*, fait à l'Institut sur le Traité des maladies des Végétaux.

De l'Organisation et de la Classification naturelle des Fruits ; Mémoire lu à la Société Philomatique de Paris, le 4 Mars 1820.

De la Classification naturelle des Végétaux ; ouvrage dans lequel les bases de cette méthode sont discutées, les Végétaux soumis à des divisions nouvelles, et leurs classes, ainsi que leurs ordres ou familles, décrits selon un procédé différent de celui adopté jusqu'à ce jour.

Mémoire sur les remèdes appelés *débilitans*.

DE LA NATURE
DE
L'INFLAMMATION (1).

La Médecine est une science de faits, et ces faits sont ceux que présente l'homme sain et malade. Il semblerait d'après cela que, pour composer le corps de sa doctrine, il ne s'agirait que de recueillir ces faits, les rapprocher, les comparer, et réunir les conclusions rigoureusement déduites qu'ils offrent. En procédant ainsi, on obtiendrait une théorie qui serait l'énoncé général et exact des choses. C'est ainsi que se sont formées celles des différentes sciences qui jetent aujourd'hui un si grand éclat. L'observation fournit d'abord les faits; puis le raisonnement, les coordonnant dans des énoncés généraux, en compose la doctrine.

Mais, le rôle d'observateur est on ne peut plus pénible. Celui qui veut s'astreindre à l'être, sans cesse attaché à l'examen des phénomènes, obligé de les suivre dans toutes leurs circonstances, de les comparer, de les opposer les uns aux autres, s'engage à ne voir que ce qu'ils présentent, et à ne dire que ce qu'il a vu.

L'imagination a un tout autre essort. Un phénomène s'est manifesté à elle; aussitôt elle le saisit, en généralise le mécanisme, le féconde et l'adapte à toutes les circonstances. Ennemie de toute contrainte, elle est incapable de se traîner froidement d'un fait à un autre, ou d'attendre qu'ils se présentent. Lui

(1) Dans mon Traité des Fièvres, dont la première édition est de 1811, j'avais émis l'idée que l'affection locale de toutes ces maladies était indépendante de la phlegmasie. Depuis ce moment, j'ai reproduit cette opinion dans un mémoire remis à une société savante de la Capitale. Mais cette opinion n'a paru rien moins que vraie dans un tems où tous les Médecins sont profondément imbus de la doctrine opposée qui rapporte tout aux phlegmasies. Comme c'étaient des faits et non des raisonnemens qui m'avaient fourni l'opinion que j'ai émise, j'ai repris, dans ces derniers tems, ces faits, et, après les avoir bien observés de rechef, je me suis décidé à publier cet opuscule. Je prie ceux qui ne partageront pas ma façon de penser, de se comporter comme moi dans leurs objections, et de les étayer sur des faits contradictoires, et non sur de simples raisonnemens qui cessent d'être bons, lorsqu'ils ne sont pas la simple déduction de ces derniers.

manquent-ils ? elle les suppose, en forme la base de ses raisonnemens, et, bientôt, maîtresse de son sujet, elle a su lever les difficultés, et se créer, au milieu de ses jeux, une théorie dont elle use ensuite comme d'une vérité constante. C'est ainsi que s'est formée jusqu'à ce jour presque toute la Médecine : tel est aussi le procédé sur lequel reposent les doctrines du principe vital, de l'action des humeurs et des médicamens, et, pour revenir à notre sujet, celle de l'inflammation.

On s'étonnera peut-être que cette circonstance des maladies, si fréquente qu'elle se rencontre dans la plupart d'entr'elles, si importante à connaître qu'on y rapporte actuellement le caractère de toutes les affections, n'ait pas davantage fixé l'attention des Médecins, et exercé leur jugement. On s'étonnera aussi que les théories, qui se sont élevées successivement sur son sujet, quoique dénuées de toute apparence de vérité, aient pu être aussi facilement accueillies par des milliers de personnes, sans aucune objection de leur part, et surtout sans provoquer ni leur désir de remonter à la source vicieuse qui les avait fournies, ni celui d'interroger les faits que présentent les maladies elles-mêmes, pour s'assurer si ces théories étaient en rapport avec eux.

Cet examen, que paraissait commander l'importance du sujet, aurait bientôt eu mis à découvert et le ridicule des théories anciennes, et la faiblesse de celles subsistantes actuellement : et, en nous invitant à porter un œil plus scrutateur sur elles, il nous aurait ramenés à l'observation, seule véritable source de toutes nos connaissances, et déterminés à éloigner tous ces brillans prestiges qui cachent à nos yeux le squelette décharné de ce vieil édifice, élevé dans les tems obscurs et antiques de la science naissante, soutenu et sans cesse réparé par une confiante crédulité, mais qui, actuellement exposé à l'œil scrutateur du jugement froid et circonspect, ne montre plus qu'une vieille carcasse, entourée seulement au-dehors de quelques lueurs déceptives qu'y a semées l'imagination, mais toute vermoulue au-dedans et près de tomber en poussière.

Ici donc nous allons exécuter ce que les Médecins n'ont encore osé jusqu'à ce moment, et tâcher de faire pénétrer au milieu des ténèbres, au sein desquelles repose l'antique et sacré dépôt des lois de la Médecine, un second rayon de lumière, égal, peut-être, à celui que nous y fîmes arriver, lorsque, débrouillant la théorie obscure des fièvres, nous les présentâmes, ainsi que toutes les autres maladies, comme des affections locales. On m'appellera encore une seconde fois profane. Mais que m'importe ce renom, qui ne subsistera qu'autant que l'idole aura resté inconnue? Si elle peut-être une fois exposée au grand jour, elle cessera de commander le repect; et dès-lors nos coups paraîtront moins criminels aux yeux fanatiques ou bassement serviles.

Avant Vanhelmont, on n'avait point encore aperçu d'irritation dans les maladies. Les Médecins d'alors expliquaient, comme ils le pouvaient, et selon mille doctrines (2) différentes, solidistes, mécaniciennes, humoristes, chimiques, la nature des affections de notre économie. Cet auteur qu'animaient une verve exaltée, un esprit vivement courroucé contre les systèmes de son tems, s'imagina d'y voir une indignation des organes, une irritation d'un principe métaphysique et autocrate, qui se soulevait contre les causes morbifiques, introduites dans les lieux où s'exerçait son empire.

Les nervistes qui lui succédèrent, rapportant les maladies au système dont ils faisaient tout dépendre dans l'économie, modifièrent un peu son idée, et pour eux la maladie fut une irritation dont le principal siége fut dans les nerfs.

Mais Boerhaave et son obstruction eurent bientôt fait changer ce siége qui dès-lors fut établi dans les petits vaisseaux.

Cullen, en rappelant le système des nervistes, l'associa à celui de l'obstruction des petits vaisseaux de Boerhaave, et pour lui la maladie, et l'inflammation en particulier, furent un spasme des petits vaisseaux, que nos pathologistes modernes ont transformées en une exaltation des capillaires sanguins, qu'ils font accompagner des quatre symptômes suivans : la rougeur, la chaleur, la douleur et la tuméfaction.

Vanhelmont, les nervistes, les fauteurs du système de l'obstruction ne reconnaissaient, dans toutes les maladies, qu'un seul et même élément, qui était ou une irritation, ou une obstruction, ou un spasme. Mais, on ne sait comment et pourquoi, dans ces derniers tems, les nosologistes, croyant apercevoir de la différence dans les lésions de nos organes, attribuèrent aux unes un caractère inflammatoire et aux autres un caractère nerveux. Une théorie récente, ramenant tout à l'unité antécédente des anciens auteurs, n'a plus vu que phlegmasie; et tel est aussi le sentiment actuel de tous les Médecins. On pense donc généralement que toutes les maladies consistent primitivement et essentiellement dans une phlegmasie dont la nature est identique, sauf la différence des nuances ou degrés.

Tel est en substance le système que nous nous proposons d'examiner, et dont le sujet, intimément lié à la nature des maladies, ainsi qu'à leur traitement, est un des plus importans que puissent offrir la pathologie, et conséquemment la physiologie et l'anatomie microscopique qui lui servent de base.

Avant d'entrer dans la discussion de cette doctrine, nous ne craignons pas de nous prononcer hautement contr'elle, et d'annoncer qu'elle elle fausse, controuvée et opposée en tous points aux faits journaliers.

---

(2) Quand une théorie offre un ensemble d'idées, liées les unes aux autres, quelle que soient d'ailleurs la vérité ou la fausseté des premières qui servent de base au tout, je l'appelle *sytème*. Mais, quand rien ne lie ces élémens, et qu'ils sont rassemblés sans ordre ni liaison, ou qu'ils sont contradictoires entr'eux, j'appelle cet amas de pensées une *doctrine;* parce qu'on peut aussi bien prêcher le faux que le vrai.

1°. La première erreur que l'on ait commise est relative à la nature des symptômes que l'on a attribués à l'affection essentielle.

Le principal de tous ceux qui sont apparens, celui dont la maladie a emprunté son nom, la rougeur, manque souvent dans une foule de maladies. Elle n'accompagne pas encore les prodromes des maladies, même regardées comme les plus inflammatoires. Il est un tems d'incubation pour toutes celles qui sont virulentes, pendant lequel la matière, déposée dans les organes, irrite, sans donner encore lieu à aucuns effets apparens, le tissu au sein duquel elle siége, et que plus tard elle va faire rougir, enflammer et même souvent désorganiser. A une certaine époque cependant une légère titillation se fait ressentir, on y éprouve du prurit ou une douleur incommode; mais vos soins seront inutiles si vous cherchez à y découvrir dès le commencement de la rougeur. Ce qui a lieu dans cette classe d'affections se reproduit également dans celles qui doivent leur existence à une cause non virulente. On gratte, souvent jusqu'à se déchirer la peau, un endroit où les regards les plus attentifs n'aperçoivent absolument rien, et qui plus tard va devenir le siége d'un érysipèle, ou d'une autre inflammation cutanée. Les maladies cessent ainsi qu'elles ont commencé; et la rougeur, qui les accompagnait dans leur cours, a disparu que le prurit et la démangeaison se font encore ressentir pendant un certain tems.

Il est un grand nombre de maladies dans lesquelles elle n'apparaît souvent point, même dans le moment de leur vigueur. C'est ce qui a lieu dans les dartres farineuses, la pustule maligne non contagieuse, l'urtication, les maladies des nerfs et du cerveau, un grand nombre d'affections muqueuses et séreuses, divers dépôts, presque tous les flux et autres maladies chroniques, les irritations muqueuses produites par le sublimé corrosif ou les acides nitrique, acétique (3), les préparations de plomb (4), et enfin toutes les véritables lésions organiques.

---

(3) Qui ne sait que le premier effet de l'application du vinaigre sur les lèvres et la langue n'est pas de les faire rougir, mais au contraire de les blanchir? Autant en font beaucoup d'astringens placés sur des tumeurs rouges.

(4) Soutiendra-t-on que les maladies saturnines ne sont pas des irritations de même nature que celles qui résultent d'autres causes, lorsqu'on les voit souvent accompagnées de vomissemens, de diarrhée et de rougeur du canal digestif? Avouons donc plutôt que la rougeur n'est pas essentielle aux irritations. On objectera peut-être que les préparations de plomb, sont narcotiques ou astringentes; mais les narcotiques, les astringens et les émolliens eux-mêmes, sont encore des irritans, et non des sédatifs, quoiqu'on en dise. En vérité, je ris au-dedans de moi-même, quand je vois presque tous les Médecins repousser gravement, dans la détermination des maladies, les symptômes fournis par les tissus vivans, pour n'admettre de certain que la rougeur des organes, qui n'est elle-même rien autre chose que le symptôme d'une fonction troublée, et quelquefois, après la mort, l'effet physique ou chimique d'une transsudation ou d'une oxigénation spontanée.

Un érysipèle est-il situé dans une partie élevée du corps, la rougeur qui l'accompagnait, disparaît souvent sans que la maladie cesse de continuer son cours; et elle se montrera de rechef si l'on abaisse la partie malade, et qu'on lui donne une position déclive. De même aussi elle s'affaiblit ou même cesse entièrement dans les intermissions et les rémissions des maladies. La compression et diverses applications la chassent également pour un tems, ainsi que l'action brusque de certains organes éloignés, telle que le vomissement et l'impression vive d'une forte terreur.

Dans d'autres circonstances, tout à fait opposées, elle paraîtra sans être l'effet d'aucune affection essentielle des tissus, comme on le voit dans la joie, la pudeur et la chaleur générale du corps. La simple position, ou même la compression des parties suffisent quelquefois pour la produire. Qui n'a été mille fois à même de s'apercevoir de la rougeur dont étaient empreints des endroits sur lesquels avait reposé le corps, ou trop fortement serrés par un vêtement étroit? Il suffit souvent de se retourner sur le côté opposé pour la faire disparaître de l'endroit où elle était, et la faire revenir à un autre. Enfin, fréquemment sympathique, elle apparaît dans des organes plus ou moins éloignés de ceux qui sont malades. Rien de plus commun que de voir la peau rouge dans la fièvre de lait; dans les phlegmasies gastriques et bronchiques, la langue est loin d'être malade pour être colorée. C'est ce qu'il faut dire également de la rougeur de la peau dans la fièvre inflammatoire. Enfin, les pommettes se recouvrent d'un vermillon vif dans la phthisie pulmonaire; et jamais aucun Médecin ne s'avisa d'y aller porter de remèdes.

La chaleur suit en tout les mêmes lois que la rougeur. Ce serait donc s'embarrasser dans d'inutiles répétitions que d'entrer dans des détails à son égard.

La douleur n'offre pas un caractère plus solide. Par quel indice local de cette nature se font reconnaître certaines maladies fébriles, dont il est impossible au malade et au Médecin de fixer le siége véritable? Elle est nulle dans les affections inflammatoires qui siégent sur des membres paralysés. Elle cesse dans la remission et l'intermission de beaucoup de maladies. Enfin quel n'est point le nombre des affections non ressenties par le malade pendant son existence, et que l'ouverture des corps met à découvert après la mort? Il n'est aucun ouvrage d'Anatomie pathologique, aucuns journaux de Médecine, qui ne contiennent des exemples multipliés de cas semblables, que l'on retrouvera encore en grand nombre dans les monographies de chaque maladie.

La tuméfaction, quoique plus essentiellement attachée à la nature de la maladie, nous offrirait également quelques exemples où elle ne s'est point laissée apercevoir. C'est ainsi, que les maladies, qui ont leur siége dans le tissu nerveux, offrent rarement un gonflement sensible. Certaines éruptions cutanées sont dans le même cas. Enfin la tuméfaction est peu apparente dans le rhumatisme, et dans beaucoup d'autres maladies.

De tous ces faits, on peut conclure sans crainte que l'on s'est trompé dans l'énumération des symptômes appartenans à l'affection essentielle, et que ceux mentionnés ne sont nullement propres et caractéristiques.

2°. Après avoir considéré l'affection essentielle sous le rapport de ses symptômes, examinons l'opinion qui fait résider l'inflammation dans les capillaires sanguins.

« Je ne sais quels sont les faits qui ont servi à faire valoir l'opinion qui place le siége de l'inflammation dans les vaisseaux capillaires sanguins. Un grand nombre d'organes parfaitement blancs dans leur état sain, et qui, a raison de leur blancheur, ne paraissent pas pourvus de capillaires rouges, sont cependant souvent attaqués par l'inflammation; tels sont le tissu cellulaire, les membranes séreuses et synoviales, plusieurs régions de la peau et des muqueuses. Si ces organes, dont quelques-uns sont transparens, admettaient, dans leur tissu, des vaisseaux remplis, comme on le croit, du fluide rouge, on les apercevrait. Voit-on bien néanmoins dans les uns et les autres, ces vaisseaux? Cette dernière membrane surtout qui, appliquée à la sclérotique, jouit d'une transparence que rien ne trouble dans l'état de santé, devrait laisser apercevoir cette structure. Rien au contraire de semblable ne s'y voit. Une légère irritation vient-elle s'en emparer, les fluides y accourent aussitôt, et c'est dans ces momens que les vaisseaux qui en sont remplis, se dessinent au milieu de son tissu, et y paraissent sous la forme de filets rouges extrêmement fins et déliés, répandus çà et là, et diversement subdivisés en ramifications extrêmement fines. Si ces vaisseaux étaient remplis de sang dans l'état sain, pourquoi ne les apercevrait-on pas aussi facilement? Il est bien singulier que l'organe même, dont on s'est servi pour prouver que l'inflammation siégeait dans les capillaires rouges, soit précisément celui qui démontre évidemment le contraire. Enfin, dans tous les cas où une inflammation a placé son siége dans un organe, elle y développe une rougeur qui n'y existait pas antécédemment, et imprime cette couleur à des vaisseaux qui ne l'avaient pas. Quelle preuve plus forte veut-on de la fausseté de l'opinion actuelle, et que l'inflammation ne réside pas dans ces vaisseaux rouges? Concluons donc qu'elle est inadmissible ».

Voilà ce que j'énoncais en 1819 dans une brochure qui a pour titre : du caractère de l'Inflammation, de la Congestion et de l'Epanchement ; et je n'ai point encore eu de raisons pour changer d'avis. Loin de cela, toutes les maladies, que j'ai eu l'occasion d'observer depuis ce moment, n'ont servi qu'à fortifier ma façon de penser, et ajouter de nouveaux faits à ceux qui me l'avaient d'abord fournie.

Le propre de cette maladie, dit-on, est de produire de la rougeur, de colorer de cette teinte des organes qui ne l'avaient pas. Mais, si cette affection était réellement celle des vaisseaux rouges, par quel mécanisme pourrait-elle produire en eux une couleur qui n'y aurait pas antécédemment existé? En effet, les vaisseaux, que l'on suppose affectés, sont des vaisseaux sanguins; ils contenaient du sang, avant d'être entrepris par l'inflammation; ils devaient donc être rouges. Ce n'est pas l'inflammation qui y a amené le sang; il y était précédemment contenu. Ce n'est donc pas l'inflammation qui les a rougis, puisqu'ils l'étaient même en état de santé. Cependant l'inflammation amène avec elle une rougeur insolite, d'où il faut conclure que ce n'est pas le sang contenu dans des vaisseaux naturellement rouges qui a coloré les parties, mais celui qui a passé dans des parties blanches, où il ne pénétrait pas.

D'ailleurs la rougeur, qui serait procurée aux capillaires sanguins par l'inflammation, devrait suivre dans son mode, la distribution de ces vaisseaux, et elle ferait apercevoir des filamens et des ramifications analogues à celles de ces vaisseaux, cependant la plupart du tems on n'aperçoit rien de tout cela.

Mais laissons de côté tous ces faits cependant si concluans, et cherchons à connaître le siége de l'inflammation par l'examen des phénomènes immédiats qu'elle présente dans le lieu même de son emplacement.

Une puce vient d'enfoncer son dard dans un endroit de la peau; ou, si on le préfère, c'est une épine qui s'y est tracée un chemin. La douleur est le premier effet de la présence de l'une et de l'autre, et nulle rougeur ne s'y fait encore apercevoir. Mais, par les progrès de la maladie, la partie se colore d'abord aux environs de la petite plaie : cette rougeur s'étend peu à peu; elle devient de plus en plus foncée; et elle affecte, dans sa circonscription, une rondeur régulièrement disposée autour de la piqûre, et dont la périphérie est également éloignée partout de son centre. Seulement, on la voit se nuancer à sa circonférence, y devenir plus claire, et se perdre enfin peu à peu avec la blancheur environnante, ou d'autres fois présenter une périphérie tranchée brusquement et même chagrinée. Si quelques filamens rouges se font apercevoir, ou ils se sont montrés avant que la rougeur fut devenue générale, et eût envahi les tissus qui en recouvrent les vaisseaux; ou ils sont situés dans un certain éloignement du lieu de la piqûre, et néanmoins aux environs de la rougeur diffuse et en placard de l'inflammation. Mais, dans l'un et l'autre cas, ramifiés, devenant de moins en moins nombreux, à mesure qu'ils s'éloignent du point affecté, on les voit s'écarter les uns des autres, se réunir pour former des rameaux, prendre du volume et se diriger enfin vers de plus gros troncs. Là aussi on découvre deux espèces de rougeur; l'une ramifiée et siégeant dans des capillaires, aboutissant aux vaisseaux rouges, et qui, par le changement de leur couleur, annoncent bien certainement que, pendant tout le tems où ils ne se rendaient pas évidens, ils ne charriaient que des fluides blancs ; l'autre uniforme et en placard, siégeant dans un ordre de vaisseaux extrêmement fins et ramifiés, plus rapprochés de la trame primitive des tissus, et également remplis, dans l'état sain, de fluides blancs et incolores.

Ces divers faits que les maladies reproduisent tous les jours à nos yeux, et dont on ne peut contester l'existence, nous démontrent ; 1°. qu'il existe des capillaires blancs, lesquels confinent aux vaisseaux rouges, et se divisent en rameaux de plus en plus tenus ; 2°. qu'il y a encore, plus près des tissus, un réseau composé de filamens déliés, qui s'anastomosent à de fort petites distances, de manière à former un lacis extrêmement serré ; 3°. la diversité des phénomènes qui se passent dans ces vaisseaux fait également apercevoir qu'il ne contiennent habituellement que des fluides blancs, que le sang rouge n'abreuve pas les tissus, et n'est pas contenu dans les différens genres de vaisseaux ; 4°. ces faits nous démontrent encore que le sang rouge, arrivé aux capillaires blancs, y subit une décomposition qui ne laisse pénétrer que les fluides non colorés, que sa partie rouge retourne aux poumons par les veines, après avoir toutes fois reçu les gaz provenant de la respiration des tissus (5), et quelques autres fluides, encore inconnus ; 5°. que la fluidolation blanche est très-distincte de la circulation rouge ; et 6°. enfin que l'inflammation, ou cet ensemble de symptômes, caractérisé principalement par la rougeur et la chaleur, n'est point dans les capillaires rouges, mais qu'elle a au contraire pour résidence les capillaires blancs, et ne consiste que dans l'introduction du sang rouge dans des vaisseaux habituellement remplis de fluides non colorés.

3°. Mais dans quelque circonstance que paraisse le groupe de symptômes qu'on appele *inflammation*, il n'est jamais primitif. Toujours produit par une affection antécédente, voisine ou éloignée, *il est constamment consécutif à cette affection*, plus profondément cantonnée que lui dans la profondeur des tissus. Piquez un endroit de la peau, il y a aussitôt de la douleur ; mais la rougeur, plus lente à paraître, ne survient qu'après. Toutes fois je n'entends parler ici que de la rougeur inflammatoire, et non de celle qui est le résultat d'un épanchement. Entre le moment de la piqûre d'une puce, et celui de la rougeur qu'elle développe, il s'écoule un certain espace de tems. Lorsque

---

(5) Dans un mémoire remis à la Société de Médecine de Paris, et dans lequel je traitais des phénomènes de la nutrition immédiate, ainsi que des maladies qui y sont affectées, je faisais mention de ce genre de respiration, dont aucun auteur n'a encore parlé. Mais ce mémoire, qui n'a point encore été publié, a sans doute encouru le sort de mes autres ouvrages, celui de recevoir d'abord des objections, dont je ne puis discuter la validité ; et en conséquence il ira, dans les archives, se couvrir d'une poussière peu honorable, et dormir à côté d'un autre mémoire jugé tout aussi bon que lui.

le soleil a frappé vivement la peau, il ne l'a pas aussitôt fait rougir. La couleur qui doit accompagner la maladie qui en résulte, demande quelque tems pour se développer. Même succession d'effets a lieu dans toutes les maladies, soit que la cause en soit matérielle et externe, soit qu'elle appartienne à une action organique. Mais ils sont bien plus évidens encore, lorsque l'inflammation est le trouble sympathique de l'affection d'un organe éloigné.

Ainsi donc jamais, et dans aucun cas, la phlegmasie n'est l'affection primitive. Toujours précédée par une irritation, elle diffère de cette dernière et par son siége, et par sa nature. La première, comme nous l'avons vu ci-dessus, réside dans les vaisseaux capillaires libres, ou dans le réseau de ces mêmes capillaires plus rapproché des tissus; au lieu que l'irritation est implantée dans la trame du tissu même. C'est ce qui devient évident dans un assez grand nombre de maladies, telles que les dartres, l'urtication, la pustule maligne non contagieuse. Si, dans ces maladies, on aperçoit de la rougeur, elle forme une auréole circulaire autour du point affecté; lequel, bien souvent pâle, est inscrit au-dedans de l'auréole rouge.

Elle en diffère surtout par la nature. Car l'inflammation ne constitue jamais par elle-même une affection. Tout ce qu'il y a d'essentiel dans cette dernière appartient au tissu. C'est l'irritation de celui-ci qui forme la seule et principale maladie. C'est en elle que consiste l'affection, et tout le reste n'est qu'accidentel ou accessoire. Aussi se marque telle par des symptômes bien différens de l'inflammation.

Celle-ci, consistant spécialement dans la rougeur et la chaleur, n'est qu'un groupe de symptômes, provenant de la présence du sang coloré dans des parties où il n'a pas l'habitude de pénétrer, et auxquelles il est même étranger; car, dans l'état de santé, il n'est aucun tissu auquel il aborde, tous étant alimentés par des fluides blancs.

Quand l'irritation a atteint un organe, tout se trouble aussitôt en lui; ses fonctions immédiates s'altèrent. S'il n'est destiné qu'à exécuter des mouvemens, il est devenu impropre à les exécuter régulièrement. La secrétion, s'il en a une, subit des modifications analogues. Il en est de même de toutes les autres fonctions.

L'irritation est-elle faible ou l'organe peu impressionnable, elle ne porte aucune influence sur les parties environnantes. Point de rougeur, point de chaleur, et même souvent aucune douleur. Tout est concentré dans le point irrité, dont les fonctions immédiates sont seules altérées. Voilà ce que l'on rencontre dans une foule de cas, et surtout dans toutes ces affections légères, diversement appelées *affections sourdes et locales*, *dispositions aux maladies*, *tempéramens muqueux*, *lymphatique*, *secrétions augmentées*, *maladies commençantes*, *lésions organiques*.

Si la maladie augmente, elle s'étend aux parties environnantes. Aussitôt la *douleur* se prononce, parce qu'elle est le résultat de la lésion de l'une d'elle (6); elle atteint les capillaires voisins; ceux-ci s'agitent, se troublent; leurs mouvemens deviennent plus vifs; les fluides y abordent en plus grande quantité; le sang, en passant dans les capillaires blancs, se rapproche du point irrité, et amène avec lui la chaleur. Dès-lors il y a *phlegmasie;* laquelle à son tour ne tarde pas à développer le trouble des différens organes de la corrélation (7); voilà les *sympathies* au nombre desquelles est la *fièvre* ou *pyrexie.* Ainsi l'*irritation* est première, la *phlegmasie* consécutive, et la *fièvre* en troisième ordre. Telle est la série que suivent toutes les maladies; laquelle, plus ou moins brusque et rapide, fait croire ou que tantôt la maladie a été d'abord locale, lorsque le tems écoulé entre chaque lésion a eu un peu de durée, ou que la fièvre et la phlegmasie ont été primitives, lorsque la série, s'établissant brusquement, on n'a pas eu le tems d'en apercevoir les progrès.

Appliquons cette théorie à une maladie dont le siége et la formation paraissent, aux yeux de tous les Médecins, des plus obscurs; je veux parler d'une lésion organique tuberculeuse ou squirrheuse. Cette maladie, qui est loin d'offrir les caractères de la phlegmasie, ne fait d'abord apercevoir, dans son commencement, qu'une légère irritation, le plus souvent indolente, profondément cantonnée dans la trame intérieure d'un tissu, et la même où s'exécutent les actes de l'assimilation qui renouvellent le parenchyme. Aucun autre phénomène n'accompagne celui-ci, si ce n'est une légère altération dans les matériaux d'assimilation que la fluidolation amène à la partie malade. Cependant l'irritation, faisant des progrès successifs, augmente de plus en plus ce dérangement; la secrétion de ces matériaux devient plus considérable; ils s'épanchent dans les aréoles interstitielles du tissu, souvent même s'infiltrent dans les parties voisines (8), et y forment une tumeur qui, s'accompagnant de douleur, de rougeur et de chaleur, laisse voir une phlegmasie, nulle jusqu'alors. L'irritation simple d'abord est donc devenue consécutivement inflammatoire; et cette phlegmasie à son tour va aussi développer des sympathies éloignées et donner lieu à la fièvre hectique. *Irritation, phlegmasie et fièvre ou pyrexie;* telles sont les trois périodes qui peuvent avoir lieu dans toutes les maladies. Mais de ces trois accidens le premier seulement est essentiel et constitue proprement la maladie; les deux autres ou la fièvre et la phlegmasie ne sont point des affections réelles,

(6) Le sentiment ou tact général, bien différent de la sensation, n'est pas une fonction commune à tous les organes, mais celle spéciale de l'un d'eux, comme la sensation l'est d'autres organes externes. Il n'est pas étonnant d'après cela que la douleur soit un phénomène fort éventuel dans les maladies.

(7) Dans un traité de physique générale de l'homme, je ferai connaître en quoi consistent les organes et les fonctions de l'appareil de corrélation dont j'ai fait mention dans plusieurs de mes mémoires.

(8) M. Laennec; de l'auscultation médiate.

mais de simples troubles ou exaltations des fonctions des organes à l'occasion d'une irritation préexistante.

4°. Enfin nous venons de dire que l'inflammation n'était point une affection essentielle des capillaires, et ne constituait qu'un simple trouble de leurs fonctions; c'est ce qu'il faut démontrer, en faisant connaître la véritable maladie de ces organes.

Les vaisseaux capillaires sanguins, anatomiquement considérés, forment, avec les artères et les veines, une suite d'organes entre lesquels il n'y a aucune interruption, ni même aucune différence de structure et de fonctions. Membrane intérieure ou secrétante, membrane musculeuse ou de locomotion, tissu cellulaire, intermédiaire et extérieur; tout, jusqu'aux fonctions, est absolument le même; car si l'on ouvre leur tube, et qu'on en laisse jaillir le fluide qui y est contenu, aussitôt s'en échappe du sang rouge qu'ils sont destinés à faire circuler. Tout étant identique sous ces rapports, il est fortement présumable que les maladies le sont également; car, celles-ci, trouvant la raison de leur nature dans la structure et les fonctions des organes, partout où ces dernières sont les mêmes, il est de toute nécessité que les maladies le soient. Mais, ce que le raisonnement nous fait si fortement présumer, l'observation vient l'appuyer de tout le poids des faits.

Si l'on recherche la maladie dans les capillaires artériels, on la verra présenter absolument les mêmes symptômes, se comporter de la même manière que dans les troncs. L'artérite est une maladie qui se caractérise par la tuméfaction, et bientôt après l'amplification du tube où elle siége (9). Le sang, contenu dans l'endroit affecté, est ou fluide et noir, si la maladie est récente et la dépression légère; ou en caillots souvent adhérens à la membrane interne, lorsque l'inflammation n'est pas très-aiguë, et d'autres fois libres et détachés de cette membrane, quand celle-ci, fortement enflammée, verse à sa superficie un pus abondant qui empêche les caillots d'y rester attachés.

Tous ces effets se retrouvent dans les capillaires. On peut en voir un beau cas, consigné dans le Journal de Médecine et Chirurgie de Corvisart, tom. 9, pag. 272 et 337. Dans cette observation, dénommée *état variqueux et anévrismatique de la partie supérieure du pavillon de l'oreille et du cuir chévelu de la région pariétale gauche*, la maladie fit voir, pendant la vie, une tumeur circonscrite, de couleur vineuse, qui existait depuis la naissance, se développa promptement à l'époque de la menstruation, devint molle et douloureuse, manifesta des battemens isochrones aux pulsations des artères, que faisait cesser la compression des troncs inférieurs, se rompit en plusieurs

(9) L'anévrisme n'est rien autre chose que l'irritation inflammatoire de la membrane artérielle interne, souvent précédée de l'ampliation de la membrane musculeuse, paralysée par sa propre irritation.

endroits, et donna lieu à des jets de sang artériel qui réduisirent à très-peu de chose les menstrues, pag. 272 et suiv. Après la mort de la malade, une autopsie, faite avec soin, fit voir que les tégumens n'étaient le siége d'aucune altération. Le tissu cellulaire sous cutané, blanc et très-dense, offrait çà et là dans la région temporale du pus infiltré ou ramassé en petits foyers. Celui de l'oreille était seulement injecté en rouge, mais sans aucun épanchement de sang. « La masse du tissu cellulaire engorgé, ayant été enlevée peu à peu, on vit se développer à mesure une maladie de presque toutes les artères, situées entre l'articulation fronto-pariétale et l'occiput d'une part, et entre cette dernière éminence, l'arcade zigomatique et le sommet du crane de l'autre part. Cette maladie consistait dans une dilatation générale des artères (*capillaires grossis par la maladie*) comprises dans cette région, et qui la parcouraient et la couvraient sous forme de troncs flexueux, inégalement dilatés, ici très-larges, là très-étroits, formant des bosselues dans divers points de leur étendue. Toutes ces artères étaient *pleines de sang concret;* mais, dans celles qui paraissaient rouges à l'extérieur, ce sang formait des caillots sans consistance, qui remplissaient le calibre des artères, sans adhérer à ses parois et qui, chose très-remarquable, *contenaient un liquide épais, blanc, sans odeur, et très-analogue à du pus* », pag. 345. Plusieurs grosses artères furent trouvées, sur le même sujet, dans des degrés variés d'inflammation. Les unes contenaient simplement des caillots de sang, entièrement adhérens à leur membrane interne; dans d'autres, ces caillots étaient libres et accompagnés de pus.

Comparez cette maladie à ce que l'on rencontre dans les anévrismes des troncs antérieurs, ou plutôt comparez ensemble les différentes lésions répandues sur ce sujet, et vous vous serez bientôt convaincu du caractère de cette maladie.

Si, après avoir reconnu la maladie propre aux capillaires artériels, on recherche celle des capillaires veineux, on n'y voit encore rien de semblable aux symptômes de l'inflammation simple et générale; et ce que l'on y rencontre est au contraire en tout identique avec la maladie des veines (*phlébite*). Dans cette foule d'affections, décrites sous le nom de *fongus hœmatodes, tumeurs érectiles*, on en rencontre qui présentent une tumeur molle, rouge, fongueuse, végétante, de forme diverse, bosselée, noueuse, et composée d'un grand nombre de vaisseaux variqueux (10), remplis d'un sang encore fluide et noir, ou coagulé et adhérent ou non adhérent aux parois des vaisseaux. Lorsque la maladie a été aiguë, alors se rencontre un pus blanc et fluide, interposé entre les caillots et les parois des vaisseaux, ou même en remplissant entièrement le tube, ainsi qu'il arrive dans l'irritation inflammatoire des gros troncs,

---

(10) Les varices sont des irritations chroniques des veines, analogues aux anévrismes.

de manière à y intercepter le cours du sang. La seule différence que les *fongus hæmatodes* présentent d'avec les cas ordinaires de phlébite, c'est que l'irritation, étant commune au réseau interstitiel du tissu cellulaire voisin, y a déterminé une lésion organique, caractérisée par une infiltration de substance encéphaloïde. Mais veut-on des cas de maladie des capillaires veineux plus simple? on les trouvera dans ce que l'on appelle *hémorrhoïdes*.

Ainsi donc, dans l'un et l'autre cas, tout se rapporte à des affections connues, qui résultent de l'irritation d'un tissu commun aux troncs et aux capillaires, et dont la lésion se manifeste par des symptômes particuliers. Mais, dans aucun d'eux, on n'aperçoit rien qui fournisse l'idée abstraite de ce qu'on appelle *inflammation*; et dès-lors on doit penser que le groupe de symptômes, auquel on a imposé ce nom, n'est point, comme on l'a trop légèrement avancé, la maladie des vaisseaux capillaires, et encore bien moins celle des rouges que des blancs. L'affection ou maladie propre des capillaires de tout ordre est une maladie spécifique qui, ainsi que les autres maladies attachées à un tissu spécial (et toutes le sont sans exception), possède ses symptômes et son caractère.

L'inflammation au contraire n'est qu'un simple trouble, et non une affection (11), des fonctions des capillaires blancs, né à l'occasion d'une irritation voisine; commun à toutes les maladies; identique en elles toutes, quelque soient leur siége et le tissu affecté; survenant quelquefois après elles; ne les précédant jamais, et formant, dans tous les cas, un phénomène très-éventuel, sans lequel la maladie peut fort bien exister, et sans rien perdre de ses attributs véritables. Sous quelque rapport qu'on la considère, l'inflammation est donc bien loin de constituer une affection essentielle, et encore moins un élément primitif des maladies. Ainsi que la fièvre, c'est simplement un trouble accidentel et concomitant des maladies, qui trouve sa raison dans l'irritation voisine, qui peut les accompagner toutes sans exception, mais manque souvent aussi, et n'a jamais constitué par elle-même aucune affection.

Résumons-nous: l'inflammation, ou le groupe de symptômes qu'on a ainsi nommé, n'est point, ainsi qu'on l'a faussement avancé, une affection essentielle des capillaires sanguins ou non sanguins; c'est une réunion de symptômes, résultant d'un trouble, composée d'élémens différens, et cependant, pour le plus grand nombre, de la présence du sang rouge dans des parties où il n'aborde pas dans l'état physiologique et sain. Ce groupe de symptômes n'est jamais primitif, mais au con-

---

(11) Les pathologistes définissent la maladie un trouble des fonctions; mais le trouble n'est point une maladie. Quand je cours et que mon cœur bat plus fréquemment, ou que je transpire abondamment, voilà un trouble: cependant, je ne suis pas malade. La maladie est une affection des organes, d'où procède non-seulement le trouble, mais encore l'altération des fonctions propres à chaque tissu.

traire secondaire, dans tous les cas, à une irritation antécédente, cantonnée dans la trame des tissus. Elle ne constitue non plus jamais une affection; car des symptômes, en quelque nombre qu'ils soient, ne sont point une maladie. Celle-ci, implantée dans la profondeur des tissus, est attachée à leur trame même, et non à leurs fonctions qui seulement en sont altérées consécutivement. Enfin, dans toute maladie fébrile, il y a toujours trois choses importantes à distinguer; 1°. l'*irritation*, ou affection essentielle des tissus; 2°. l'*inflammation*, ou le trouble concomitant, éventuel et consécutif des capillaires blancs voisins, à l'occasion de l'irritation; enfin 3°. *les sympathies* diverses, ou le trouble, également concomitant, éventuel et consécutif des divers organes de l'appareil de corrélation intérieure, au nombre desquels est la *fièvre* ou *pyrexie*.

Si la théorie, que l'on vient de présenter sur l'inflammation, est vraie, que devient celle qui nous la dépeint comme résidente dans les vaisseaux capillaires sanguins; qui veut nous obliger à croire qu'elle est essentielle et primitive; et qu'elle constitue l'élément commun et général de toutes les maladies? que devient enfin cette doctrine, dans laquelle, pour appuyer de faits la théorie, on nous représente les organes, où elle se développe, comme composés de faisceaux nombreux de capillaires rouges, comme feutrés de ces capillaires; et, ce qui est bien plus encore, comme des sens internes? toutes choses que jamais le scalpel n'a mises à découvert, et auxquelles répugnent à la fois les faits et le raisonnement.

J'ai suffisamment prouvé, dans le cours de ce mémoire, la fausseté des premières propositions, relatives à la nature et au siége de l'inflammation, je n'y reviendrai pas; mais, je ferai quelques réflexions sur les dernières opinions qui se rattachent à l'anatomie et aux fonctions des organes.

Quoi de plus faux que cette opinion qui nous représente les membranes muqueuses comme feutrées de capillaires sanguins? Leur couleur pendant la vie, leur dissection ne nous démontrent-elles pas le contraire? et l'inflammation enfin qui, lorsqu'elle atteint ces organes, y amène un sang et avec lui une rougeur qui n'y étaient pas antécédemment, ne vient-elle pas, en présentant une injection insolite, détruire toutes ces fausses annonces d'objets qu'on n'a jamais vus, combattre les assertions qu'on avait élevées sur eux, et nous montrer qu'il n'y a rien autre chose, dans les membranes muqueuses, que le réseau commun à tous les autres tissus, dépositaire de fluides blancs, et intermédiaire entre la trame de ces tissus, et les capillaires sanguins?

Quoi de plus faux encore que cette autre opinion, émise par une imagination sans cesse nourrie d'illusions, et qui veut que les membranes muqueuses soient des sens internes extrêmement fins? Qu'est-ce donc que l'inflammation fait de plus en elles que dans tous les autres tissus? Est-elle plus aiguë et plus douloureuse que dans les membranes séreuses qui ne sont assurément rien moins que des sens? La phlegmasie de ces dernières ne produit-elle pas la fièvre et les sympathies de tout genre (12)? N'amène-t-elle pas à sa suite, aussi bien que celle des muqueuses, la complication ataxique ou nerveuse, que l'on cherche en vain à attacher exclusivement aux affections muqueuses, puisqu'on la rencontre dans la maladie de tous les autres tissus? Enfin que sont ces sens internes dans un organe dont la sensibilité est si peu prononcée dans la plupart des occasions, et qui peut être impunément coupé, lacéré, brûlé sans produire d'extrêmes souffrances, dans lequel enfin résident tant de maladies latentes qui le désorganisent, l'altèrent, l'enflamment, sans quelquefois ne donner lieu qu'à des sympathies éloignées (13)? Si cet organe est un sens interne, il faut avouer alors qu'il y a des sens qui ne sentent point; ou que les personnes, qui admettent ces sortes de sens, ne se font guère l'idée de ce que c'est. Veut-on donc que tous les organes, susceptibles d'être malades, soient des sens, alors l'homme, les animaux, et même les plantes n'ont plus que des sens et point d'autres organes.

Enfin il faut terminer ce sujet par une réflexion dernière. Si l'inflammation a son siége dans les capillaires, et si sa présence dans ces vaisseaux est la cause de tous les accidens qui accompagnent les maladies, les membranes muqueuses et tous leurs sens si délicats n'interviennent donc plus pour rien dans la production de cette maladie? le sentiment vif que développe l'inflammation; les sympathies diverses auxquelles elle donne lieu; tout enfin ce qu'on a jugé devoir lui attribuer a passé avec elle dans les capillaires; et les membranes muqueuses, dénuées dès-lors de leurs sens, de leur influence sur les accidens ultérieurs, ne sont plus que des organes inertes, et rentrés dans la classe commune. Les seuls capillaires sont devenus des sens; eux seuls sont aussi susceptibles d'inflammation et de toute autre maladie. Mais, comme ces vaisseaux sont répandus dans toutes les parties du corps, que partout ils y sont identiques, que partout aussi ils y sont dépositaires de l'inflammation et de ses suites, ils y communiquent donc aussi partout et les sens dont ils sont pourvus, et les mêmes phénomènes. S'ils ne le font pas, ils ont donc changé de nature. En vain, je cherche à m'expliquer toutes ces opinions diverses; je me perds dans un dédale obscur où je ne rencontre à chaque pas que des

(12) Dans le livre de l'Examen, on dit il est vrai, pag. 36, que les séreuses sont, ainsi que le tissu cellulaire, étrangères à tous les grands mouvemens. Mais personne ne croit le livre de l'Examen sur ce point.

(13) Dans le livre de l'Examen, on appuye cette opinion, et on dénie positivement tout ce qu'on a avancé de contraire à elle, en disant, p. 31, que la douleur de l'entérite se manifeste plutôt par des lésions sympathiques que par la sensibilité au tact. Je ne sais ce que c'est qu'une douleur manifestée par des lésions sympathiques, ou autrement une douleur qui n'en est pas une? Mais enfin voilà donc les sens internes des muqueuses insensibles.

spectres et de vains simulacres. Il est bien surprenant que toutes ces idées, évidemment erronnées, fantastiques, opposées aux faits, et sans cesse contradictoires avec elles-mêmes, ne fassent pas, par leur fausseté, rentrer en eux-mêmes les grands raisonneurs qui les émettent ? Il faut une inconcevable prévention pour oser nous forcer de nous aller asseoir sur les bancs de leur école, et pour les écouter disserter à perte de vue. Que ceux qui chérissent les illusions, et aiment à en nourrir leur esprit, le fassent s'ils le veulent, mais qu'ils conservent pour eux ce plaisir et ne le publient pas. Que ces personnes surtout qui réclament hautement pour elles la liberté de penser, cessent surtout de vouloir nous attacher à la lourde chaîne qu'elles traînent, et de nous embarrasser dans les entraves de leur doctrine.

Quelques personnes, dans ces derniers tems, ont cru apercevoir de la ressemblance entre la théorie de M. Broussais et la mienne; et même cet auteur a appuyé cette idée, en annonçant (lettre au rédacteur général du Journal universel des Sciences Médicales, tom. 13, pag. 220) *une conformité d'idées* entre nous; ce qu'il fait précéder d'une foule d'assertions extraordinaires.

Je vais examiner dans un instant si cette conformité que l'on annonce existe réellement; mais je dois auparavant, puisque j'en trouve l'occasion, répondre aux singulières assertions de cette lettre.

Dans l'intention de paraître auteur d'opinions publiées longtems avant lui, M. Broussais prétend n'avoir jamais lu mon Traité des Fièvres, mais seulement l'extrait qui a été inséré dans la Bibliothéque Médicale.

M. Broussais ne fait pas attention qu'il porte ici lui-même sa condamnation. Il a lu, dit-il, l'extrait de mon ouvrage, inséré dans la Bibliothéque Médicale. Mais cet extrait est fort long. Il contient, chapitre par chapitre, le résumé exact et fidèle de mes opinions. En le lisant, M. Broussais y a donc puisé la connaissance de ma théorie. Il l'avoue lui-même; mais il avoue, et ne voudrait pas le faire. Comment va-t-il se retirer de ce mauvais pas? Il n'a qu'un seul moyen; c'est de mutiler l'extrait, d'annoncer toute autre chose que ce qu'il contient, d'abuser enfin de la confiance publique! Eh bien! c'est ce qui a été fait. Persuadé que les lecteurs de sa lettre ne se donneront pas la peine de revoir l'extrait de la Bibliothéque Médicale, il en compose un à sa façon qui est tout l'opposé du véritable. Aussi peu soucieux de ce qu'on pensera d'un semblable procédé, il lui en coûte peu pour avancer les suppositions les plus fausses et les plus extraordinaires. Mais ce qui a paru le plus plaisant à beaucoup de personnes dans cette lettre, c'est de voir quelle facilité il se donnait pour créer des opinions que je n'avais pas et les combattre.

Le parallèle doit suffire, dit après cela M. Broussais, *pour éloigner tout soupçon de plagiat.* Les preuves en sont fortes, il est vrai. Comme il est heureux dans la manière dont il les administre! je me sens presque ébranlé moi-même.

Je pourrais peut-être bien cependant lui prouver directement au contraire qu'il n'a pas seulement pris connaissance de l'extrait de mon Traité des Fièvres, inséré dans la Bibliothéque Médicale, mais encore qu'il a lu tout cet ouvrage; et la peine ne serait en vérité pas grande. Il ne s'agirait que d'extraire du livre de l'Examen une foule d'opinions qui n'appartiennent certainement pas à son auteur, tant elles sont opposées à tout ce qui est contenu dans le Traité des Phlegmasies, et contradictoires avec une infinité d'autres idées profusément répandues dans le livre de l'Examen, et qui sont bien assurément celles de son auteur. Mais je n'ai point l'intention d'exécuter un projet aussi fastidieux.

S'il n'en coûte rien à M. Broussais pour faire, à la face de tous ses lecteurs, des suppositions fausses qu'il est facile de décéler, il ne pouvait pas lui être plus pénible d'imaginer des entraves au débit de mon ouvrage. Un auteur, qui avait des intérêts semblables au sien, a bien été jusqu'à dire que cet ouvrage avait été *sous le fatal scellé de la justice*. Et en effet, comment cacher au public l'existence de ce livre? mais on sait encore ce qu'il en est de cette noble et loyale annonce. Ne voilà-t-il pas, pour le malheur de ces auteurs, qu'il n'y a jamais eu ni entrave, ni scellés sur ce livre qui, publié en 1811, analysé dans tous les Journaux de Médecine du tems, a été au moment même de sa publication, placé dans plusieurs bibliothéques publiques, et notamment celle de l'Ecole de Médecine, et enfin a été cité dans plusieurs thèses, même en opposition aux prétentions de M. Broussais.

Ce Médecin, pour qui ce serait un grand plaisir de lire des injures dans un ouvrage, afin de ne pas avoir seul le tort d'en avoir proféré, me reproche de lui en avoir adressé. Il est vrai que, ne me croyant pas obligé d'admettre ses opinions sur parole, je les ai combattues. Mais comme il ne se croit pas fait pour de semblables oppositions, son amour propre blessé l'a invité à voir en elles des injures; ou bien, ce qui lui est tout aussi habituel, il s'est avisé de vouloir le faire croire. J'avoue en effet que si je m'étais permis d'accuser les Médecins d'être des incendiaires, des ignorans, de tuer leurs malades, de mettre au jour des chefs-d'œuvre de contradiction, d'inconséquence et d'irréflexion, j'aurais prononcé quelque chose de peu flatteur. Mais, si l'on m'avait pardonné ces expressions, on eût crié sur moi, si je m'étais permis de répéter, d'après M. Broussais lui-même, Examen, pag. 382, ces expressions qui ont tant de grâces dans son style, lorsque, parlant d'un nosographe célèbre, il dit de lui *qu'il n'y fait rien, et nuit à qui veut faire*. Dans l'esprit de qui ne fut pas venu aussitôt cette maligne épigramme, adressée par Piron à un censeur du siècle dernier, dans laquelle il est question d'un *gentil bercail* de femmes, et de ce censeur au milieu? C'est là ce qui, dans la bouche de notre auteur, passe pour des éloges.

Ce n'est pas d'aujourd'hui que sont faites ces réclamations;

elles furent, il y a deux ans, adressées au rédacteur général du Journal universel des Sciences Médicales, qui, avec toute sa justice et son impartialité, refusa d'y faire droit, inséra et fit insérer dans son journal des choses on ne peut plus singulières, auxquelles je répondais. Mais arrêtons-nous ici, le danger est évident; je ne m'aperçois pas que je parle contre des juges qui, sectateurs intéressés d'une opinion, sont, dans leurs libelles mensuels, des censeurs impitoyables de tout ce qui y est opposé. Que peuvent contr'eux la justice et la raison qu'ils invoquent sans cesse? Rien ne peut nous venger d'eux que leurs ingénieuses productions (14), et la manière dont ils se jugent eux-mêmes (15).

Revenons actuellement à la conformité d'idées que M. Broussais prétend exister entre nos opinions. S'il croit avoir quelque intérêt à l'annoncer, il est dans une grande erreur relativement au fait. Ma théorie et la sienne n'ont dans la réalité aucune espèce de ressemblance, quelque soit le rapport sous lequel on veuille les considérer. Pour mettre le lecteur dans le cas d'en juger, je vais rappeler ici quelques-unes des opinions de l'auteur de l'Examen, empruntées des différentes parties de la Médecine.

ANATOMIE.

M. Broussais confond souvent ensemble les organes et les tissus. Delà ses indications on ne peut plus vicieuses du siége et de la nature des maladies; son entassement *in globo* d'une foule d'affections nullement ressemblantes dans un même organe, et leur distinction seulement en celles qui sont superficielles et celles qui sont perpendiculaires: Leçons; des Inflammations cutanées. Cette distinction est, selon moi, une des choses les plus importantes, et qui rend raison du plus grand nombre des phénomènes de la santé, de la maladie et du traitement.

---

(14) Tout le monde connaît le mémoire sur les altérations et l'influence du Foie, par M. Regnault; ou l'extrait qui en a été donné dans le Journal général de Médecine, par M. Audouard, tom. 73, pag. 95.

(15) M. Boisseau (Journ. univers. des Sciences Médic., tom. 14, p. 181,) finit ainsi, je ne dis pas l'analyse, mais la critique informe de mon Traité des Fièvres: « je ne veux pas rechercher si toutes les idées, qu'on trouve dans son livre, lui appartiennent. *A mes yeux*, un pareil travail qui trop souvent est devenu *l'arme d'une basse et coupable envie* (on sait dans quel intérêt cela est dit; le bout de l'oreille se fait apercevoir) *a quelque chose de peu délicat* ». Et aussitôt après il nous cite l'Histoire des Phlegmasies chroniques (car c'est toujours l'ouvrage qu'on met en avant) comme contenant de beaux aperçus touchant l'influence sympathique. Ici, on oublie à dessein tous les auteurs antérieurs qui en avaient dit des choses bien préférables. On oublie aussi que, dans cet ouvrage qu'on s'efforce de rendre célèbre, on reconnaît dans beaucoup d'endroits l'existence des fièvres essentielles. Enfin on termine par des passages d'auteurs dans lesquels on croit reconnaître ce qui est consigné dans mon Traité des Fièvres, et ici encore le censeur, habituellement peu heureux dans ses opinions, est complètement en défaut. Je ne rechercherai pas si ce procédé de M. Boisseau est *délicat* ou *l'effet d'une basse et coupable envie*; c'est lui qui parle et qui juge.

Il suppose certains tissus feutrés de gros faisceaux de capillaires sanguins, ce qu'aucun anatomiste n'a jamais vu jusqu'à ce jour, et que démentent tous les faits organiques. Selon ma croyance, et ce que m'indiquent ces mêmes faits, ces capillaires sont éloignés de la trame des tissus, et séparés par un système considérable de vaisseaux blancs, placés intermédiairement entre les capillaires sanguins et les tissus ; lesquels, d'abord en ramifications isolées, finissent par dégénérer en un lacis extrêmement serré.

PHYSIOLOGIE.

A l'exemple de Brown, M. Broussais admet pour régulateur de nos fonctions un principe unique et général, examen, p. 261 : ce que je suis loin de reconnaître.

Ainsi que ce même auteur encore, il donne pour résidence au principe vital l'appareil nerveux qu'il regarde en conséquence comme l'unique promoteur de tous les mouvemens organiques, même ceux de la nutrition, Examen, pag. 428 : deux propositions que je considère comme également fausses. Je crois au contraire que ce qu'on appelle proprement *principe vital* est entièrement étranger à l'appareil nerveux, et que cet appareil n'a point non plus des fonctions aussi étendues que celles qu'il plaît à M. Broussais de lui supposer. C'est ce que nous démontrent une foule de faits, et entr'autres l'action de ceux de nos organes qui sont dépourvus de nerfs, la structure anatomique de tous les tissus qui ne sont chargés ni de sentir, ni d'exécuter une locomotion musculaire, et enfin le nombre infini des êtres organisés qui, ne faisant que végéter, exécutent néanmoins toutes les fonctions analogues à celles qui constituent les premiers actes de notre vie.

Il considère, dans tous les cas, et encore à l'instar de Brown, le principe vital d'une manière abstractive des organes. Je pense au contraire que, pendant la vie, ce principe et les organes qu'il est chargé d'animer, ne sont point distincts les uns des autres, pas plus que l'attraction l'est de la matière.

Il regarde comme autocrate, régulateur suprême et intelligent des fonctions de la santé, ainsi que médicateur puissant des maladies (*anima* des Stalhiens), un agent qui n'est que conditionnellement actif; qui a besoin d'être, et qui est réellement aussi, constamment sollicité au mouvement par des substances incessamment présentes et renouvelées ; qui est le ressort intérieur d'organes dont les actes sont loin d'être aux ordres de la volonté, et sont au contraire forcés et commandés par toutes les substances en contact avec le corps ; qui se laisse tomber malade ; va s'altérant de plus en plus dans les maladies, et laissant mourir le corps au-dedans duquel cependant on suppose qu'il commande en maître absolu, et malgré sa grande puissance pour changer et corriger tout ce qu'il y a de vicieux dans son domaine ; dont la mauvaise direction enfin est surmontée et changée, non par de simples raisonnemens, mais par un traitement physique convenable : tous faits qui prouvent évidemment qu'il n'a aucune puissance autocrate ; qu'il ne veut et ne médite rien ; que, loin d'être médicateur, il est souvent l'agent qui tue ; que, si quelquefois on aperçoit des guérisons spontanées, elles sont le résultat d'une influence, semblable à celle qui a produit les maladies, mais opposée dans son mode. Ces observations résultent immédiatement des faits, mais il est encore un grand nombre de Médecins peu scrupuleux, qui croient que leur science ressemble à ces romans, dans lesquels il suffit de créer des fictions pour être lus.

M. Broussais confond partout les fonctions végétatives, celles de corrélation interne, et celles de relation extérieure, malgré toutes les différences qui les séparent ; delà l'embarras extrême de ses opinions médicales, ses erreurs multipliées et sans nombre, et toutes ses fausses explications. Cet auteur, qui ne cesse de faire jouer un si grand rôle à la sensibilité, lui attribue aussi les sympathies, la fièvre, les accidens consécutifs des maladies, qui sont tous des phénomènes de corrélation, tellement indépendans de la sensibilité, qu'on les voit souvent paraître sans être accompagnés d'aucune douleur, et sans même que ni le malade, ni le Médecin puissent, dans bien des circonstances, assigner l'organe affecté et la nature de la lésion qui y donnent lieu.

Enfin, il prétend que les grosses artères n'ont presque aucune influence sur la circulation, et y sont passives ; Leçons, p. 9. Je puis l'assurer, d'après des faits nombreux et irrécusables, qu'il est ici dans une grande erreur ; et que le cœur est au contraire un organe fort accessoire à la circulation : ce que prouvent sans replique les cas de fœtus humains et animaux venus au monde sans cœur (Histoire de l'Académie royale des Sciences, année 1740, pag. 586 ; année 1703, pag. 591 ; OEuvres posthumes de Vallisneri) ; les cœurs entièrement ossifiés dans l'homme (Journal de Médecine, tom. 11, pag. 259) ; la circulation de la veine ombilicale et des vaisseaux capillaires de tout genre ; l'état du cœur dans les vieux canards qui est totalement ossifié ; les palpitations nerveuses des artères qui en ont souvent imposé pour des anévrismes ; la contractilité évidente de ces vaisseaux ; la comparaison de ces organes garnis d'une tunique musculeuse et locomotile avec les autres vaisseaux qui en sont dénués, et au-dedans desquels s'exécute néanmoins une progression spontanée de fluides ; enfin les animaux, pourvus de vaisseaux rouges ou blancs sans cœur.

PATHOLOGIE.

D'après M. Broussais, les maladies sont l'effet de l'aberration, de la méprise, Examen, pag. 260, du principe vital, ou de son inégale distribution, pag. 51 et *aliàs*. Ainsi cet auteur prend pour une erreur ou une méprise du principe vital qu'il se représente comme un être intelligent (*spiritus*, *pneuma* d'Hippocrate, *anima* des Stalhiens), la réaction violente, forcée et nullement réfléchie des organes à l'occasion d'une cause irritante, dont ils n'ont ni la notion de sa présence, ni la conscience de son action; et, pour vicieuse distribution, l'augmentation relative d'activité qui en résulte. Des aberrations, des méprises dans un principe conditionnellement actif et qui ne pense pas, ainsi que des répartitions inégales, dans un principe qui ne change pas de place, sont des illusions au-delà de la mesure ordinaire.

M. Broussais professe un grand nombre d'opinions médicales, mais il en a une favorite, et cette opinion est l'humorisme. Il divise les maladies en celles des solides et en celles des fluides. Il se délecte dans les explications tirées du sang et des humeurs. Il faut voir surtout ce qu'il dit d'important sur la cacochymie et le scorbut, considérés comme maladies humorales; sur la résidence de cette dernière affection dans la fibrine, sur l'état du sang, sur le mauvais aloi de la fibrine des muscles, sur la nature de cette maladie à la fois *humorale, asthénique et phlegmasique*, Examen, pag. 292; sur les matériaux de la nutrition des nerfs qu'il croit être principalement tirés des substances fermentées, alcooliques et aromatiques, Examen, pag. 287. Je fais ici ma profession de foi, et j'annonce que depuis longtems je ne vois que des maladies des solides. Quant aux autres propositions, j'avoue mon ignorance complète dans le sujet qu'elles émettent, et l'incapacité de mes yeux pour aller, au-dedans du corps et des organes, apercevoir tout ce que M. Broussais y a découvert. Mais, me servant du raisonnement pour tirer une conséquence de ce qu'il annonce relativement aux matériaux, propres à la nutrition des nerfs, je me figure alors, *si toutesfois sa proposition est vraie*, que les enfans et tous les hommes qui ne se nourrissent que d'alimens doux, non fermentés et privés d'aromates, doivent avoir le cerveau et les nerfs fort grêles, incapables de pouvoir servir à leurs fonctions, ou même qu'ils doivent en manquer totalement. Conséquemment tous les animaux qui usent de la même nourriture, sont sans doute dans le même état. En lisant cet article, je n'ai pu m'empêcher de me rappeler cette célèbre opinion d'un professeur d'accouchemens à l'Ecole de Médecine de Paris, lequel croyait que le cerveau était de l'oxigène concret. Comme elle est opposée à celle de M. Broussais, il serait important de rechercher quelle est celle des deux qui est la plus vraie.

Toutes les maladies des solides, selon cet auteur, appartiennent à deux états opposés; dont l'un consiste dans l'irritation et l'autre dans l'asthénie. Par irritation, il entend *une exaltation des forces ou propriétés vitales, opposée à la faiblesse;* ce qui pour lui n'est pas autre chose encore que la phlegmasie. Dans ce cadre, il place le plus grand nombre des maladies. A celui qui lui est opposé, ou l'ordre des asthénies ou faiblesses, Examen, pag. 429, 432, qu'il définit un *affaiblissement par et simple des forces*, Examen, pag. 433, il rapporte la paralysie, Examen, pag. 236, le scorbut, pag. 433, l'hydropisie, p. 433, les staguations et engorgemens, Leçons, pag. 7. Chacune de ces propositions est, selon moi, une erreur des plus graves en opposition formelle avec les faits, et que je suis bien éloigné d'admettre sur parole.

Qu'est-ce qui est opposé à la faiblesse? rien, si ce n'est la force. Une exaltation opposée à la faiblesse est donc une force ou bien la force même, car il n'y en a que d'une espèce. Mais la force ou la faculté d'exercer un effort, ou de résister à un choc qui est dirigé contre notre corps, n'est point un attribut général et commun de tous nos organes; c'est le résultat de l'action d'un système particulier. Les plantes, qui ont des irritations tout aussi bien que les animaux, ne possèdent cependant ni force ni faiblesse, mais seulement une ténacité plus ou moins grande dans les élémens de leur organisation, indépendante de la force. Ceux de nos tissus, qui n'ont point de nerfs, sont également soumis à ces irritations, et l'on ne peut pas dire qu'elles soient en eux l'effet de la force. Rapporter les phlegmasies et les irritations à la force, c'est donc retomber dans le système de Brown, et l'adopter complètement (16). Les expressions changent, mais la chose exprimée et sa définition sont les mêmes.

Cela est d'autant plus vrai que pour M. Broussais l'ordre opposé à ces maladies, Examen, pag. 450, est celui des asthénies ou faiblesses (17). Il serait inutile d'ajouter ici aucunes réflexions; je ne ferais que reproduire celles que tout lecteur fait à ce sujet. Mais j'objecterai que ni la paralysie, ni les névroses, ni le scorbut, ni ce que M. Broussais appelle des *stagnations d'humeurs* et des *engorgemens* ne sont, comme il l'entend lui-même des asthénies, mais bien encore le produit d'irritations dont l'effet est de s'accompagner de la faiblesse qui n'est ici, comme partout ailleurs, rien autre chose que l'exercice incomplet des fonctions nerveuses.

Ainsi donc ici M. Broussais commet des erreurs on ne peut plus préjudiciables; 1°. celle de méconnaître le caractère de l'irritation et de son opposée (18); 2°. celle de rapporter, ainsi

---

(16) M. Broussais admet encore à son exemple des maladies par faiblesse indirecte, Examen, pag. 456 : néanmoins il persiste toujours à croire qu'il n'est pas Brownien.

(17) Il reproduit cette opinion dans toutes ses explications thérapeutiques. Les irritans d'un côté et les débilitans ou sédatifs de l'autre, sont pour lui les deux grandes médications auxquelles il rappelle l'action de tous les remèdes. Les débilitans, ou agens médicaux produisant la faiblesse, sont sans cesse par lui opposés à l'irritation. Et, chose remarquable encore ici, c'est qu'il n'est pas un seul de ses remèdes débilitans qui ne soit véritablement un irritant; c'est ce que j'espère rendre certain dans un mémoire sur les débilitans.

(18) Quand M. Broussais a écrit son ouvrage de l'Examen, il ne connaissait encore ni l'irritation, puisqu'il n'en donne pas les véritables caractères, ni l'abirritation dont il ne parle pas. On voit ce dernier mot

que le faisait Brown, les maladies à la force ou à la faiblesse; 3°. celle encore de généraliser, ainsi que lui, pour en faire une propriété générale de l'économie, le phénomène de la force qui est le résultat de l'action spéciale de certains organes; et 4°. enfin, celle, bien plus grave que toutes les autres, de ne pas même accorder aux maladies des différens ordres le caractère qui leur convient.

Cet auteur rapporte toutes les maladies par irritation à la phlegmasie qu'il regarde comme une affection essentielle, ainsi que leur élément primitif et commun; lorsqu'au contraire la phlegmasie n'est pas pour moi une maladie, mais seulement un trouble (voir note 11), fort éventuel et souvent nul dans les maladies. Mais je distingue ici la maladie et le trouble; demandez à M. Broussais ce qu'est l'un et ce qu'est l'autre, lui qui confond toujours tout.

Il y a, à ce qu'il pense, des phlegmasies rouges et des phlegmasies blanches. Je crois au contraire que toutes les phlegmasies sont rouges, et qu'elles résident dans les vaisseaux blancs.

Il est encore d'avis que toutes les maladies siégent dans les capillaires. Ces vaisseaux ne sont à mes yeux qu'un organe particulier qui, jouissant d'une structure et de fonctions spéciales, a aussi ses maladies.

En nous parlant des phlegmasies qu'il prétend y avoir leur siége, il nous entretient sans cesse, p. 25, 51, 174, 176, de grands obstacles à la circulation dont ils sont le siége (19) et d'un

---

commencer à paraître dans ses leçons. C'est un emprunt fait à mon Traité des Maladies des Plantes, dont les principales idées ont été consignées dans l'analyse que j'en ai lue dans la séance de l'Institut du 25 Janvier 1819, et qui ont reçu toute la publicité qu'elles pouvaient avoir par l'entremise de plusieurs Médecins de l'école de M. Broussais que j'y vis, et qu'il est inutile de nommer. Au reste je ne revendique nullement la signification que lui donne M. Broussais, pour qui ce mot est synonyme de *faiblesse*, comme on peut le voir dans son Examen et même dans ses Leçons, où il regarde la paralysie qui, selon lui, est une *débilité ou une asthénie*, Examen, pag. 236, comme une *abirritation*, Leçons, p. 7.

C'est ici que s'est aussi singulièrement fourvoyé M. Duméril, dans un rapport fait par lui à l'Institut sur mon Traité des Maladies des Végétaux. Malgré que j'y eusse défini l'irritation; que je l'eusse, en termes exprès, distinguée de la force ou sthénie, il lui a fallu néanmoins commettre la même faute que M. Broussais. Et, mettant sans cesse ses idées erronnées à la place des miennes, on le voit tirer de Brown des citations qu'il n'entend pas; me chercher des opinions que je n'ai point; me combattre sans savoir ce qu'il combat en moi; aller même (jugez de la force des moyens qu'on employe) jusqu'à égayer l'auditeur de quelques plaisanteries fines, et qui annoncent l'esprit gai et malin de M. le rapporteur; mais qui aussi, par un contretems fâcheux pour lui, retombant sur ses propres écrits, leur donnent un caractère tout à fait burlesque.

(19) En rendant compte des Leçons du docteur Broussais dans le Journal complémentaire, tom. 5, pag. 251, M. Bégin prétend que ce Médecin n'a jamais émis l'idée d'un semblable obstacle, et que c'est une addition faite par les rédacteurs de ces leçons. Il aurait dû lire avec plus d'attention le livre de l'Examen, où cette opinion et celle des engorgemens sont reproduites dans beaucoup de pages différentes. M. Broussais a même tellement su s'approprier cette idée, qu'il a fondé sur elle une classe de maladies

grand pouls qu'il croît en être l'effet. Ainsi donc, dans une affection où il y a accélération de mouvemens, échange rapide de fluides, il prétend qu'il y a de grands obstacles à la circulation; et cet obstacle qui, en abolissant le cours des fluides, devrait annuler le pouls, ou au moins le rendre fort exigu, est selon lui, la véritable cause qui donne de l'amplitude aux artères.

Dans vingt endroits de son Examen, on le voit faire mention de causes générales des maladies, pag. 421, 429, d'irritations générales, pag. 198, 207, 214, 219, 426, 429, 431, de congestions générales, pag. 210, 211, 213 (la congestion est de même nature que l'inflammation, pag. 212), d'inflammations générales, pag. 199; opinions, il est vrai, qui cadrent assez bien avec son idée sur le principe vital qu'il dit être général, pag. 261. L'observation de l'organisme ne m'ayant encore montré jusqu'à ce jour que des fonctions spéciales, des tissus qui ne jouissent que d'un seul genre d'actions, une vitalité spéciale dans chacun d'eux, et des agens spéciaux de santé, de maladie et de traitement, j'en ai toujours déduit des causes locales et des maladies locales.

Si on lui demande ce qu'il pense de l'affection locale qui accompagne le trouble général et sympathique des maladies, il répond aussitôt que ce trouble forme la maladie essentielle, et que les affections locales sont des concentrations ou dégénérations d'une *phlegmasie générale*, Examen, pag. 199; ou une congestion particulière faisant partie d'une congestion générale, pag. 210 et 211; ou une congestion générale plus remarquable sur un point très-sensible et très-influent, pag. 211 (20). Ainsi, toujours préoccupé de l'idée des maladies générales, il reproduit ce qu'avaient proclamé tous les Médecins avant lui; que l'affection locale était contenue dans l'affection générale, en faisait partie ou en dépendait : ce qu'on retrouve dans les auteurs les plus modernes et entr'autres Brown (21), Stoll,

---

nombreuses; celles résultantes d'un obstacle à la circulation (Examen, pag. 431, 457,). Je ne veux point ici porter d'accusation contre M. Bégin, l'intention, qui l'animait en cette circonstance, fait trop d'honneur à son cœur. On y voit le disciple qui, voyant le maître errer dans les rêveries du Boerhaavisme, cherche à le cacher aux lecteurs. C'est dans ma brochure sur le caractère de l'inflammation et de la congestion que M. Bégin a pu lire ce qu'il dit de la rapidité des mouvemens et de l'échange des fluides dans cette lésion, et non dans le livre de l'Examen, où l'on ne voit que des refoulemens et des concentrations. Mais comment fera M. Bégin pour ces nouvelles idées, qui sentent au loin le sectateur d'Hoffmann, et de M. Prost? les cachera-t-il aussi? cela n'est pas possible; elles sont répétées à chaque page du livre de l'Examen; et M. Broussais y a une telle confiance qu'il croit fermement que la concentration et le refoulement qu'il dit avoir lieu dans les fièvres intermittentes, forment la fièvre. Qu'aurait dit autre chose Hoffmann?

(20) Brown avait dit, avant M. Broussais, que les parties les plus vives et les plus sensibles étaient les plus fortement affectées; Elém. de Méd., trad. par Bertin, § 49.

(21) Ouvrages cités, § 55 et 56.

Franck (22), Bichat, MM. Pinel (23) Prost et Richerand.

Il n'est donc plus surprenant d'entendre dire à M. Broussais que les fièvres sont « des irritations *générales* du système sanguin, qui ne sont pas l'effet sympathique de l'augmentation vicieuse de l'action organique dans un système ou appareil particulier », Examen, pag. 454. Nous avons vu ce qu'il faut entendre par cette irritation du système sanguin. La fièvre est, selon M. Broussais, une phlegmasie rouge; toutes les phlegmasies rouges sont dans les capillaires sanguins; comme ces capillaires sont répandus dans tous les organes, et y deviennent la résidence de leurs phlegmasies particulières, la fièvre est donc une maladie de tous les tissus, ou, selon son expression même, une phlegmasie générale. Aussi le caractère de la fièvre inflammatoire est-il, selon cet auteur, *une irritation générale de tous les viscères*, Examen, pag. 198; ou bien une *phlegmasie générale* des viscères qui, lorsqu'elle *cesse* d'être aussi générale, cesse d'être simple, en dégénérant dans une phlegmasie locale, pag. 199. Aussi le premier degré des fièvres intermittentes consiste-t-il dans une *irritation générale qui entretient* la fièvre dans un très-haut degré, pag. 207. Aussi, dans les fièvres pernicieuses, y a-t-il une combinaison de la *congestion* (*inflammation*) *générale, qui porte le nom de fièvre intermittente simple*, avec une congestion particulière et plus marquée sur un viscère important, pag. 210; ou bien, en d'autres termes, *la congestion* (*inflammation*) *générale* est plus remarquable sur un point très-sensible et très-influent de notre organisme, que sur tout le reste, pag. 211 : ce qui a fait dire à M. Broussais, qu'aucun système n'est isolément affecté dans l'état fibrile, et que ce qui distingue chaque typhus est l'affection prédominante de chacun de ses systèmes, Examen, pag. 49. Les systèmes d'un typhus!... Tout le monde connaît mon opinion sur ce point, c'est pourquoi je ne la reproduirai pas.

Je ne suis point non plus de son avis, lorsqu'il prétend que la fièvre nerveuse ou ataxique est toujours consécutive et

---

(22) *Febris est affectio irritatæ per inconsuetum stimulum, reagentis que naturæ, cum læsa abhinc functione aliqua. De Curand. Hominum morbis, class. prima, generalia de febribus*, § 3, *definitio*.

(23) Dans la troisième édition de sa Nosographie, Paris, 1807, M. Pinel disait, d'après Franck, que *tous les systèmes de l'économie animale sont affectés dans les fièvres, mais que néanmoins on remarque plus particulièrement en chacune d'elles une affection locale*, pag. 8. Lorsque j'eus publié mon Traité des Fièvres, Paris, 1811, je fis à M. Pinel hommage d'un exemplaire de cet ouvrage, lequel lui fut remis par moi en présence d'un Médecin de la Capitale. Mon ouvrage fut lu par M. Pinel, il le connaît; et j'en donnerais facilement des preuves, tirées des éditions suivantes : c'est à dater de ce moment que M. Pinel admit une première période locale aux fièvres, et qu'il fit à la théorie générale de ces maladies les changemens sur lesquels M. Pinel fils s'étaye pour faire croire que son père avait localisé les fièvres. Comment M. Pinel père n'a-t-il pas instruit son fils de ces circonstances, avant de le laisser engager dans des réclamations que la lecture des différentes éditions de la Nosographie l'eussent empêché de faire au public ?

dépendante de l'affection des membranes muqueuses (lettre au rédacteur général du Journal universel, citée ci-dessus). Je pense au contraire qu'elle est souvent primitive; et que, quand elle est consécutive, elle peut également l'être de l'affection de tous les tissus.

Je ne puis non plus partager son opinion sur la fièvre adynamique qu'il dit dépendre uniquement d'une gastro-entérite (même lettre citée). Cette fièvre, étant un trouble simplement accidentel, n'est pas plus attachée à la gastro-entérite qu'à l'affection gangréneuse de tous les autres organes.

Quand il regarde les congestions diverses des fièvres intermittentes pernicieuses comme essentielles, et les assimile aux autres phlegmasies, Examen, pag. 212, 213, 224, je crois qu'il est loin de la vérité; certes, si la congestion, qui a lieu au bout du nez (24), dans ces maladies, forme la maladie principale, la fièvre pernicieuse n'est plus ni une gastro-entérite, ni même une affection cérébrale, mais tout simplement une affection du bout du nez.

Je ne pourrai encore penser avec lui que les hydropisies et les œdêmes soient l'effet d'un obstacle à la circulation, Examen, 366; mais bien celui d'une irritation; que les hémorrhagies dépendent de la stagnation du sang dans les vaisseaux, pag. 283, ou de la désorganisation des capillaires sanguins, pag. 236; mais bien encore d'une irritation; que les phlegmasies chroniques soient sans influence sur le système sanguin, pag. 264; ni que la secrétion soit simplement une circonstance de saison ou de tempéramment, Examen, pag 185. La secrétion est, selon moi, le produit de l'action d'un organe. Quand elle est augmentée, je n'y vois que l'effet de l'action exagérée du viscère, comme cela a lieu dans toutes les altérations des autres parties.

Je ne reproduirai point ici tous les points de pathologie, sur lesquels je diffère d'opinion avec M. Broussais, parcequ'il me faudrait citer presque toutes ses propositions. Mais il en est un auquel je dois m'arrêter spécialement, vu son extrême importance.

Cet auteur croit que les lésions organiques, ou les maladies qui ont pour effet l'altération des matériaux assimilables des organes, siégent dans les vaisseaux lymphatiques (phlegm. chron. proleg., p. 21). Les organes, dépourvus d'absorbans, tels que le cerveau, les muscles, et les yeux, ainsi que les animaux qui n'ont que des veines pour instrumens d'absorption, et dans lesquels on retrouve cependant des lésions organiques, répondent suffisamment à cette proposition, et m'ont

---

(24) On ne pourra jamais nier que l'inflammation périodique du nez, des yeux, etc., ne soient la vive image des congestions *générales* ou locales qui se font sur les viscères profonds, dans ce qu'on appelle les fièvres intermittentes, Examen, pag. 213. Une inflammation *très-locale* du nez être la vive image d'une congestion *générale!...*

fait penser bien autrement sur leur siége. Je ne crois pas davantage qu'elles sont dans les autres vaisseaux blancs, Exam. p. 387. La forme et l'organisation de ces masses, leur naissance et leurs progrès ne m'avaient démontré en elles qu'une secrétion : opinion que j'ai énoncée dans mon mémoire sur la nutrition ci-dessus cité. Je suis bien loin également d'admettre avec lui que ces maladies aient pour espèces les défauts de conformation, les adhérences contre nature, le défaut ou l'existence insolites de quelques organes, les divisions et les solutions de continuité par l'effet de causes violentes, Exam. p. 384; je commettrais une inconséquence. Enfin, si ces maladies sont pour lui des phlegmasies, je n'en ai point du tout la même idée; parce que j'ai souvent vu ces maladies naître sans phlegmasie, prendre encore des accroissemens sans aucune phlegmasie; et cette phlegmasie, lorsqu'elle existait, venir, disparaître, revenir de rechef, et montrer, dans tous les cas qu'elle était une circonstance fort éventuelle.

Enfin, comme je diffère de cet auteur sur tous les points de la pathologie, je suis bien loin d'admettre les idées qu'il nous propose sur la classification des maladies par organes, Exam. p. 434, dont un des moindres inconvéniens est de séparer les maladies semblables, de détruire toutes les analogies, et surtout de ne permettre aucune généralité, pour ne nous plus présenter que des idées particulières et un amas indigeste de maladies disparates, au lieu de ce bel ensemble qui va puiser ses bases dans les analogies des tissus.

Après ce rapprochement, irai-je présenter les cas, fournis par la thérapeutique, où nous différons d'opinion; mais je l'annonce par avance, ce sont presque tous ceux où il émet un sentiment. Du reste, au lieu de m'arrêter actuellement à cet objet, j'en ferai peut être quelque jour la matière d'un autre ouvrage.

Je viens, dans cet opuscule, de publier une opinion médicale bien opposée à tout ce que l'on a pensé jusqu'à ce moment; mais je l'ai fait sans exercer de plagiat, sans chercher à faire croire que les ouvrages de mes confrères avaient été *sous le fatal scellé de la justice*. Je propose une théorie que je crois être l'expression des faits, sans vouloir néanmoins forcer personne à l'adopter sur parole. J'ai même assez bonne opinion des Médecins pour croire qu'ils ne l'adopteront pas sans examen, et qu'ils me présenteront sans fiel les objections qu'ils croiront émaner des sujets d'observation qui se seront présentés à eux. Vouloir asservir l'opinion, c'est faire aux uns l'injure qu'ils sont incapables de penser, et se rendre ridicule aux yeux de ceux qui ont assez de liberté dans l'esprit pour rechercher quels sont les droits du prophète pour sa mission.

J'ai aussi établi le parallèle contradictoire d'une opinion que l'on a dit ressembler à la mienne; mais je l'ai fait sans injures, et avec la même liberté que j'accorde aux autres pour examiner judicieusement les miennes. Je pense que ceux qui se sont portés comme critiques outrés de tant d'opinions qu'ils n'entendaient pas, pourront bien me pardonner ce qu'ils ont fait en d'autres termes et d'une toute autre manière que moi.

Néanmoins, je ne me flatte point de pouvoir échapper à l'envie. Ce que j'ai écrit ranimera ses suggestions. Mais on sait que ce fut elle qui enfanta les harpies dont le soufle empoisonné infectait tout. Ma franchise, la liberté de mes opinions, ou plutôt celle que jai prise de me défendre contre des aggressions déloyales, éveilleront quelques hommes que consume la jalousie, et j'en attends de nouvelles injures. Mais que peuvent me faire ces injures? prouvent-elles que jai tort? elles ne servent qu'à exciter ma pitié, et à rendre méprisable à mes yeux celui qui les profère, en me faisant voir en lui un forcené qui ne peut plus jouir de sa raison.

Quant à mon style, j'en abandonne l'examen à cette nuée de critiques qui se croient littérateurs, et qui, laissant de côté le raisonnement et les choses pour les mots, blâment sans cesse la manière d'écrire des auteurs, dans un langage qu'ils admirent seuls, et dont d'autres aristarques ne tardent pas à faire ressortir toute la barbarie.

CONSIDÉRATIONS

SUR

LES GRANDES DIVISIONS

PHYSIOLOGIQUES DE L'HOMME;

MÉMOIRE *lu à la Société Philomatique de Paris, dans sa Séance du* 11 *Mars* 1820.

AVANT de s'observer soi-même, on dût d'abord s'occuper des choses nécessaires à satisfaire les besoins dépendans de notre existence : les premières connaissances furent donc celles de ces substances. A ces notions générales succédèrent quelques arts, produits grossiers d'un commencement de civilisation. Pendant tout ce tems, l'homme resta ignoré à lui-même. Si les arts naissent avec nous et sont les fruits de nos besoins, les sciences viennent plus tard, et lorsque, dégagé des soins attachés à sa subsistance, l'homme peut s'abandonner sans crainte à la contemplation des choses qui l'environnent. Ce fut alors que, jetant un coup-d'œil curieux sur lui-même, il chercha à s'en occuper.

Toutes fois cette idée ne fut pas la première pour lui. Connaître et traiter les maladies qui dérivent de la fragilité de son organisation, et dont les douleurs appellent si fortement son attention, lui parut d'abord plus important que de rechercher comment son corps est formé, et exécute ses fonctions; et ce ne fut qu'à leur occasion qu'il fût enfin amené à sentir le besoin de l'étudier.

Comme on n'eut pas d'abord des connaissances profondes à acquérir, les premières recherches que l'on fît furent superficielles et très-bornées. Nos enquêtes, en matière de science, sont en général subordonnées aux lumières déjà acquises par notre esprit. Or, les premiers observateurs furent dépourvus, sous ce rapport, des motifs qui dirigèrent leurs successeurs. On se contenta donc de prendre une idée sommaire et générale des principales parties qui composent le corps, ainsi que de leurs usages; et on ne pensa même pas à s'enfoncer dans la connaissance de leur structure et de leur jeu intimes.

Quand on voulut expliquer par quel motif agissent tous ces organes divers, on procéda encore de la même manière. On les soumit alors à un seul et même principe que l'on crut être une portion de celui qui animait le monde entier, et qui, universellement répandu dans toutes les parties, leur donnait la vie et le mouvement. Telle fut la première physiologie; telle fut celle des philosophes antérieurs à Hippocrate, et d'Hippocrate lui-même. Pour eux la nature, la chaleur, l'ame ou l'esprit furent ce principe unique et général qui, immortel, d'une origine céleste, répandu dans tout le corps et partout le même, dirigeait à son gré, et d'après ses seules décisions, les actes divers de l'homme, tant ceux de la raison que ceux de la vie intérieure.

Ce premier pas, quoique mauvais, fait dans la physique organique, aida à en faire d'autres meilleurs, parce que l'examen fut moins superficiel, et que l'attention s'arrêta davantage aux traits distinctifs qui caractérisent chacun des actes qui ont lieu dans l'économie. On cessa donc de généraliser ses aperçus; et dès-lors on reconnut, dans le mécanisme des fonctions, des différences réelles, comme on en avait reconnu dans leurs résultats; et l'on en proclama aussitôt plusieurs ordres, que l'on fit procéder d'un même nombre d'agens : telle fut l'opinion de Pythagore (1). Les unes, d'une nature plus relevée, communes aux dieux et aux hommes, consistant dans la contemplation, dérivèrent de l'ame raisonnable (*mens*, *spiritus*), dont le siége fut fixé dans le cerveau (2), comme étant l'origine des nerfs (3), et des actes volontaires (4). Les autres, plus animales, et consistant dans les besoins et les passions, reçurent leur direction de l'ame irrationnelle.

Mais on admit encore en celles-ci une subdivision qui les partagea en celles irascibles, communes aux hommes et aux animaux, qui eurent pour régulatrice l'ame irascible, logée dans le cœur (5), et en celles attachées aux besoins et à la nutrition, communes aux hommes et aux plantes (6), que l'on fit diriger par l'ame concupiscible, logée dans le foie, selon Platon (7), ou nutritive (8), qui prend son origine dans les intestins et le ventre, comme les plantes dans la terre (9).

La science physiologique de l'homme faisait des progrès, comme l'on voit. Mais, ces connaissances importantes, qu'un examen

---

(1) Plutarque. Des opinions des Philosophes, liv. 4, chap. 4, des parties de l'ame.

(2) Plutarque. Ouv. cité, liv. 4, chap. 5. = Platonis opéra. Timœus, p. 492 et 493, 4e. liv. de la république.

(3) Galeni opéra, Lugduni 1550, de Hippocrates et Platonis decretis, liv. 2, p. 755, p. 861, p. 863.

(4) Galeni opéra cit. lib. 2, p. 755.

(5) Platonis opéra cit.

(6) Galeni opéra cit. lib. 9, p. 897, lib. 6, p. 824.

(7) Galeni opéra cit. lib. 3, p. 762, lib. 8, p. 862.

(8) Aristoteles, de anima, lib. 11, cap. 4.

(9) Galeni opéra cit. lib. 8, p. 863.

attentif de l'homme et des autres êtres organisés de la nature avait fait acquérir, furent négligées par la suite, et s'obscurcirent même tout à fait dans la barbarie des tems.

A la renaissance des lettres, on en revint de nouveau au premier point d'où l'on était parti. Fernel, Sennert, Houllier, Sydenham et Stahl, en reprenant la doctrine d'Hippocrate sur les maladies, proclamèrent aussi sa théorie physiologique. Tantôt, sous le nom de *chaleur*, ils lui attribuèrent une origine céleste, en firent un principe intelligent, et lui donnèrent la direction générale de l'économie. Tantôt sous le nom *d'ame*, *nature*, ils l'établirent à la tête de toutes les fonctions; d'autres fois enfin, ils lui donnèrent les mêmes attributions sous d'autres appellations. Mais si les noms changeaient, la théorie restait toujours la même.

Tel était l'état des choses, lorsque Buffon parut. Accoutumé à observer, il renouvela l'ancienne distinction admise par les Philosophes et les Médecins anciens, et qui, quoique reproduite longtems avant lui par Gassendi, Bacon, Bossuet et Lamétrie, n'avait que très-peu frappé alors l'attention publique. Il rechercha les fonctions communes aux plantes et aux animaux; il compara l'animal endormi, ou à l'état de fœtus aux végétaux; il regarda comme appartenantes à ceux-ci la nutrition, le développement, la reproduction et toutes les fonctions qui s'exercent d'une manière continue et sans interruption. Parmi les fonctions propres à l'animal, il classa celles dont le cours s'exécute d'une manière interrompue, et qui étaient tour à tour dans la veille et le sommeil; et ici il plaça les fonctions des sens et du cerveau. Enfin, il établit pour l'homme un troisième ordre de choses qu'il composa des facultés intellectuelles (10).

Après Buffon, Bichat, croyant développer les idées de ce célèbre littérateur naturaliste, s'attacha à démontrer dans l'homme deux vies, l'une végétative et l'autre animale. Mais il confondit les actes intellectuels dans les fonctions animales, plaça les passions dans l'ordre organique, et commit beaucoup d'autres erreurs de classification (11).

D'abord, on ne voit pas pourquoi Bichat, établissant deux vies dans l'animal et deux classes de fonctions correspondantes, rejete dans une troisième classe des fonctions évidemment communes à tous les êtres organisés, et qui se rencontrent toujours en eux liées avec les premiers actes de la vie et toutes les fonctions nutritives. Tous ces êtres en effet se reproduisent; et se régénérer est aussi nécessaire pour eux que de se développer; car, sans reproduction, plus d'êtres vivans. Il eût donc fallu nécessairement reporter les fonctions de la génération dans celles de la vie végétative, et la nature lui servait de guide pour cela.

---

(10) Histoire naturelle. Discours sur les animaux; De la nature de l'homme.
(11) Considérations physiologiques sur la vie.

Dans la première classe, Bichat fait un assemblage confus de fonctions qui n'ont entr'elles d'autre but que la nutrition, mais qui, toutes différentes du reste par leur mode ainsi que par la nature de leurs organes, ont également des qualités diverses.

Observez tous les êtres qui ne font que de se nourrir et de s'accroître, tels que les végétaux, vous y verrez seulement une absorption, une progression de fluides, une respiration de tissus, des exhalations, une nutrition et une génération. Mais on ne voit en eux ni digestion, ni action du cœur et des gros vaisseaux, ni respiration pulmonaire, etc. On ne peut donc confondre ces seconds actes avec les premiers, puisque les uns et les autres ont d'ailleurs des organes, un mécanisme, des agens d'action, et un mode d'enchaînement totalement différens; et certes jamais personne, en comparant la digestion et l'action du cœur, par exemple, aux actes végétatifs, sous ces différens rapports, ne trouvera entr'eux aucune analogie. Si les unes sont réellement végétatives, les autres ne le sont pas à coup sûr.

Les végétaux ont-ils un canal digestif? Ont-ils également des muscles, des nerfs et des mouvemens semblables à ceux que l'on aperçoit si manifestement dans le canal alimentaire? On doit donc présumer dès-lors que ces derniers organes ont une autre destination. Pourquoi cependant les avoir réunis? En examinant de près les fonctions qui y sont attachées, on ne tardera pas à s'apercevoir qu'ayant une nature entièrement différente, elles ont aussi une destination particulière.

Et en effet, ce n'est que chez les animaux qu'on les trouve. Elles commencent l'animalité et en marquent les premiers degrés. Tous les zoophytes les possèdent, et ceux d'entr'eux, qui ont l'organisation la plus simple, sont cependant pourvus d'un sac alimentaire. La destination n'est pas la même non plus. Avec elles paraît aussi la matière animale qui naît de leur travail, et ne paraît qu'avec elles (12); sans estomac, point d'animaux ni de matière animale (13): et quoique, dans les zoophytes, la conformation extérieure des végétaux se montre dans leur ensemble et leurs parties, cependant ce n'est plus la même substance. En eux se rencontre pour la première fois la chair qui, déposée dans toutes leurs parties, en compose le parenchyme, en sorte qu'on peut considérer les zoophytes comme de véritables végétaux, pourvus d'organes propres à préparer et faire circuler une matière animale, incrustée au-dedans d'eux au lieu de la végétale qui fait le caractère des

---

(12) Je désirerais renvoyer ici à mon mémoire sur la nutrition; mais, comme il n'est pas publié, je ne puis le faire.

(13) Si quelques vers intestinaux n'ont pas de sac alimentaire, c'est que, vivant au sein des animaux, ils trouvent autour d'eux la matière animale que ces êtres sont obligés de préparer pour eux-mêmes dans leur estomac et font circuler à tous les tissus. Dans cet état de choses, ils sont presque comme les plantes, et ne font qu'absorber.

plantes. Un appareil d'organes particuliers et nombreux est attaché à cet ordre de fonctions ; et partout où ils se retrouvent, partout aussi ils donnent le caractère animal aux êtres qui les possèdent (14).

Si Bichat n'eût encore réuni aux fonctions végétatives que les actes dont nous venons de parler, il eût commis une erreur, il est vrai, mais elle eût été unique. Mais que dira-t-on, lorsqu'on le voit, dans le tableau de sa classification physiologique, commencer cette classe de fonctions par des sensations, l'odorat et le goût; des actes volontaires des membres ou d'autres parties; telles que la préhension des alimens, la mastication; et les faire terminer par d'autres actes également volontaires des muscles du bas-ventre; tels sont les efforts dont s'accompagnent les excrétions fécales ?

N'est-on pas tenté de s'abandonner à quelques mouvemens de contrariété, quand on voit une classification semblable rapprocher des choses aussi disparates ; les nommer des actes nutritifs ou organiques, et les assimiler les unes aux autres ? Des sensations, des mouvemens des membres, des efforts d'excrétion; sont ce bien réellement des actes nutritifs? Dans ce cas, pourquoi n'y avoir pas réuni tous les mouvemens de l'animal qui guette sa proie ou la poursuit; la vue qui dirige l'aliment dans la bouche ; la course qui transporte l'animal à sa recherche ? Et si les mouvemens des membres thoraciques sont des actes nutritifs, que n'y a-t-on placé ceux de la natation, du geste qui, comme ceux de la préhension, sont des mouvemens des membres supérieurs ? Que n'y a-t-on même aussi réuni les mouvemens multipliés de la tête et du corps pour saisir les alimens, comme on les observe si fréquemment dans les animaux? car se pencher vers la terre, pour se rapprocher d'eux, est tout aussi nécessaire que de les prendre. Avant que de les saisir, il faut s'en approcher. Enfin, si le besoin de rendre ses excrémens est un acte intérieur, et totalement indépendant de notre volonté, les efforts d'excrétion ne sont pas de la même nature à beaucoup près. Nous sommes maîtres ou de retenir nos défécations, ou de les aider et les précipiter. Certes, aucune excrétion n'a lieu dans le sommeil de l'animal, à moins de maladie.

Est-ce ainsi qu'en avait jugé Buffon, dont on a cherché à développer les idées? selon ce célèbre naturaliste, l'animal est

(14) Dans le mémoire sur la nutrition, ci-dessus cité, je prouve, par des faits nombreux, que la matière animale commence à paraître dans le canal intestinal, augmente ensuite dans les lymphatiques et le système circulatoire ; que delà elle se répand à toutes les parties de l'économie et est enfin déposée dans une trame celluleuse élémentaire qui, outre les actes de l'assimilation et désassimilation, y exécute encore une respiration ou échange de gaz, commune à tous les tissus organiques, tant ceux de l'homme que des autres êtres animés, même végétaux, laquelle j'ai appelée *respiration des tissus*, par opposition à celle qui a lieu dans les poumons. Ce mémoire est resté dans le porte-feuille de la Société de Médecine.

dans un état végétatif lorsqu'il sommeille ou que, renfermé dans la matrice, il n'est encore qu'un fœtus. Y a-t-il, dans l'une ou l'autre de ces deux conditions, des sensations, des actes volontaires de mouvement, des défécations? Il ne regardait comme appartenant aux végétaux que la nutrition, le développement, la reproduction, et toutes les fonctions enfin qui s'exécutent d'une manière non interrompue. Sont-ce bien là les caractères propres à la préhension des alimens, à la mastication, aux efforts d'excrétion? J'irai même plus loin; sont-ce même les caractères de la digestion, de la gestation, et de tant d'autres fonctions qu'on a très-faussement assimilées aux actes végétatifs?

Cette réunion bizarre de tant de mouvemens divers, et qui n'ont entr'eux aucun point d'analogie, même pas ceux de structure, de forme et de concordance d'action dans leurs organes, quoiqu'on leur ait cependant si libéralement accordés; cette réunion, dis-je, peut-elle bien s'appeler une classe de fonctions végétatives? Je laisse ici prononcer mes lecteurs, et je crois par avance, sur de la décision qu'ils porteront, qu'ils penseront sur ce sujet comme Buffon.

Disons bien plutôt que, dans ce procédé, Bichat n'a véritablement décrit que l'ordre existant dans l'homme et les animaux; et que ce n'est qu'une série, dans laquelle une infinité d'instrumens divers, d'actions variées, sont enchaînés les uns aux autres d'une manière propre à faire subsister l'animal; mais dans lesquels on rechercherait en vain les qualités communes qu'on prétend y exister.

Structure, forme, mécanisme, concordance d'action, rien n'est semblable entre ces instrumens. Les uns ont des nerfs, les autres n'en ont pas. Parmi ceux qui en possèdent, ceux-ci sont soumis à des nerfs dont l'action est spontanée, et ceux-là à des nerfs conducteurs de la volonté. Que n'aurais-je point à dire si je portais mes considérations sur la forme, le mécanisme et la concordance d'action? On peut consulter sur ce point Buisson (15), et l'on verra par quels argumens il a refuté toute la théorie de son maître sur ce point.

Disons encore que Bichat a complètement ignoré le mode propre à chaque classe de fonctions; qu'il ne s'est nullement occupé de l'enchaînement des pièces qui composent l'appareil général d'une suite de fonctions, et qu'en admettant un si grand nombre d'instrumens et de mouvemens divers, souvent même fort opposés, il n'a fait que s'attacher au but pour lequel ils étaient institués : c'est encore ce qu'à fort bien démontré Buisson.

M'arrêterai-je à faire ressortir les inconséquences nombreuses de la seconde classe de fonctions, ou celles de la vie animale?

Ici d'abord Bichat, enlevant de la classe quelques fonctions qui y sont propres, telles que les sensations du goût et de l'odorat, les passions conservatrices, les mouvemens de la préhension, de

(15) De la division la plus naturelle des phénomènes physiologiques.

la mastication, les efforts de défécation, pour les transporter dans la première classe, ou celle des fonctions végétatives, commence par la rendre incomplète. Mais le plus grand vide de cette division est que, confondant les opérations intellectuelles avec celles instinctives, il ne met dès-lors plus aucune différence entre l'homme et l'animal.

L'intellect, et toutes ses opérations, ne sont, comme il les nomme, que des fonctions animales. Ainsi, l'homme qui connaît ce qui l'entoure, étudie les rapports des choses, même les moins susceptibles de servir au besoin de son corps, lui, qui se souvient du passé, et s'élance dans l'avenir, l'homme enfin, qui pense, juge et raisonne, n'est autre chose que ce vil animal, seulement pourvu des sensations et des besoins, qui, cédant à leur impulsion, n'exécute des mouvemens que pour les satisfaire, et qui, constamment renfermé dans les affections de son existence, est incapable d'en sortir par aucun moyen. Cela est bien difficile à croire.

Je ne ferai point de réflexions sur le peu de secours qu'une physiologie semblable est capable de porter à la pathologie et à la thérapeutique. Je ne dirai point combien, s'éloignant des notions premières sur l'organisme de chaque partie du corps de l'homme, les principes qui les animent, sur l'action des causes, l'impression qu'elles y portent, la nature des actes qu'elles y développent, le mode d'enchaînement des organes et des fonctions; je ne dirai point, dis-je, combien, en omettant toutes ces choses, elle laisse de vide dans la science. Il me suffit d'en avoir montré l'insuffisance. Le tems que je perdrais à développer ces idées sera bien mieux employé à dire un mot de la vraie théorie de l'homme.

L'Homme, dont nous ne cessons à chaque instant d'admirer la structure, et qui est le type général de tout ce qui existe dans les êtres organisés, n'est point un être homogène dans les parties qui composent son corps. Il ne l'est pas davantage dans les agens de vie, les facultés et les fonctions qu'il possède. Loin d'avoir un mécanisme aussi simple que le crurent les anciens Philosophes, et qu'on nous l'annonce encore chaque jour; loin d'obéir à une loi générale et unique, il est au contraire fort composé, et contient autant d'agens de vie, autant de mouvemens et de mécanismes divers, autant de genres d'actions enfin qu'il possède d'appareils variés d'organes.

Il pense; cela lui est particulier, et il ne le partage avec aucun autre être (16).

Il se meut, et change de place à l'instar des animaux; et, dans cette intention, il possède, ainsi qu'eux, des sens, des besoins, des passions conservatrices, des mouvemens volontaires que dirige en lui un instinct tout semblable à celui de ces êtres qui lui sont cependant inférieurs, et qui, ainsi que chez eux,

(16) Dans mon Traité de Physique générale de l'Homme, je démontrerai que M. Gall s'est trompé dans la détermination des organes intellectuels, ainsi que dans la nature de leurs opérations.

lui fournit la conscience de ce qui se passe dans son intérieur.

Il s'alimente, digère, extrait un chime des substances déposées dans son estomac, en compose une matière animale qu'il élabore et fait circuler à ses divers organes. Tous ces actes intérieurs, dépourvus de sentiment, il les partage avec ces derniers animaux qui, végétaux par la conformation générale, et ne possédant aucun sens, aucun moyen de déplacement volontaire, et sans instinct pour diriger toutes ces actions, se nourrissent, se développent comme les plantes, et ne sont que des plantes incrustées d'une matière animale, composée dans un appareil d'organes spécialement consacré à la former. Aussi n'allez point chercher en eux ni cerveau, ni nerfs cérébraux, ni sens, ni mouvemens généraux et volontaires de déplacement qui, tous dirigés par l'instinct et ses affections, sont réservés pour une autre classe d'animaux (17). Vous n'y trouverez qu'un canal alimentaire, un système de fluidolation, des organes de dépôt et de translation des fluides, qui, liés ensemble par un système nerveux particulier, et enchaînés par un *consensus* réciproque, exécutent leurs actes sous l'influence de ce système nerveux, et n'ont de mouvemens que ceux d'une réaction spontanée, aveugle et nullement raisonnée, aux impressions des corps extérieurs, comme on en aperçoit souvent de semblables dans les plantes.

Enfin l'homme se nourrit, fixe au corps de ses organes des matériaux propres à leur accroissement, se développe, se reproduit par un acte génératif : c'est ce qu'il exécute de la même manière que les plantes, et sans l'intervention d'aucune espèce de nerfs.

Ce n'est plus, comme le disait St.-Paul, et comme l'ont répété après lui Vanhelmont et Buffon, l'*homo duplex*. L'homme est un MICROCOSME, comme l'ont fort bien dit des Médecins ; c'est le résumé de la nature entière.

Mais s'il exécute au-dedans de lui les mêmes actes que l'on voit se produire chez tous les autres êtres, pensera-t-on qu'il les exécute par des moyens différens ? C'est une opinion impossible à admettre, et qu'aucun fait ne vient appuyer. Si des substances salines se composent en lui, ce ne peut-être que par une affinité semblable à celle qui en réunit les élémens au dehors. Quelle action, je le demande, peut avoir dans leur formation le jugement, la raison, l'instinct, le mouvement musculaire ou circulatoire, ou toute autre fonction quelconque ?

S'il mange, s'il digère, s'il voit, s'il entend, s'il y a au-dedans de lui une circulation de fluides, admettra-t-on que toutes ces fonctions, par cela même quelles sont chez lui, ne s'exécutent plus de la même manière, n'ont plus des instrumens semblables ? L'inspection suffit pour en démontrer la fausseté. Il végéterait, c'est-à-dire, il absorberait, respirerait, se nour-

(17) On appelle du nom commun de *zoophytes*, beaucoup d'animaux qui diffèrent dans leur organisation et leurs actions.

rirait, et se reproduirait; et il faudrait encore admettre une construction différente. Mais, prenons-y garde; si nous changeons la nature des instrumens, nous en changerons par cela même aussi les actes, et nous ferons intervenir des mouvemens qui ne rempliront plus le même but, et n'auront plus les mêmes résultats.

Ce n'est point ainsi qu'en agit la nature. Toujours constante et la même, on la voit aussi toujours se servir des mêmes moyens pour exécuter les mêmes choses, et *vice versa;* admettre autant d'instrumens que d'opérations diverses; en créer là où il fallait exécuter un nouvel acte, et seulement en modifier la forme, quand elle ne voulait qu'en modifier les résultats.

Je ne puis m'empêcher de répéter encore ici ce que j'ai avancé dans un autre mémoire (18). Les êtres animés s'élèvent dans l'échelle organique, non en changeant d'organes, mais en augmentant successivement le nombre de ceux qu'ils possèdent, delà également entr'eux, non la différence de leurs facultés, mais le nombre plus ou moins grand de celles qu'ils possèdent.

Tous les êtres organisés, comparés entr'eux, forment une chaîne non interrompue de corps progressivement plus composés les uns que les autres, et qui ne s'élèvent qu'en admettant, dans leur structure, des organes et des facultés qu'on ne trouve pas dans ceux qui occupent les échelons inférieurs; de sorte que les animaux des classes supérieures ont d'abord formé leur corps de tous les organes qui composent les animaux successivement placés dans les ordres inférieurs, auxquels ils ont ensuite surajouté ceux qui leur sont particuliers. Tel est aussi le rapport existant entre les zoophytes et les végétaux, qui ne sont qu'une branche du système organique général, considérée d'une manière trop isolée jusqu'à ce moment (19).

Parcourez toute la série nombreuse des animaux; examinez-les attentivement dans leur organisation et leurs facultés, et vous verrez que cette loi a été rigoureusement exécutée dans tous.

L'homme est, sous tous les rapports, à la tête de tous les corps organisés. Le plus composé de tous, il a aussi et plus d'organes et plus de facultés. Mais on se tromperait fort si l'on s'imaginait qu'il ne tient ce haut rang que d'une différence totale entre lui et les autres êtres de la nature. Tout en lui nous prouve encore que, dans ce qui est relatif aux facultés inférieures, il ne diffère en rien que ce soit des animaux. Il possède au-dedans de lui toutes celles qui se retrouvent dans les êtres organisés qui lui sont subordonnés; et il n'est au-dessus

---

(18) Sur la classification des maladies, remis à la Société de Médecine de Paris.

(19) Si ces faits sont vrais, de quelle utilité n'est pas pour le Médecin la connaissance des différentes branches de l'Histoire naturelle; et quelle sentence ne prononcent pas contre eux-même ceux qui, blamant la conduite des Médecins naturalistes, font apercevoir tous les vides qui existent dans leur esprit ainsi que leur jalousie à l'aspect de talens qu'ils ne possèdent pas.

d'eux que parce qu'à ces facultés il en réunit d'autres qui ne se trouvent point chez eux. Partout ce sont les mêmes parties et la même destination. Quelques variétés de forme et d'action ne changent rien au fond. On retrouve au-dedans de lui l'instinct avec les organes destinés à le servir; la nutrition et les instrumens qui élaborent les molécules nutritives. S'il voit, s'il entend, c'est absolument de la même manière que le chien et le cheval. Il n'a ainsi qu'eux que des muscles et des os pour se mouvoir. Comme eux enfin, il possède un estomac, des vaisseaux, un sang, une respiration et des secrétions. Tout, jusqu'au mode de la génération, tout est exactement semblable dans les uns et dans les autres. Jusques-là, l'homme n'est donc qu'un animal.

Quand nous le considérons sous le rapport des fonctions par lesquelles il se nourrit, il se développe, quelle différence trouvons-nous encore entre lui et les végétaux? Trame, dépôt de substances, désassimilation, respiration des tissus, transport des fluides, absorption; tout enfin est identique dans le mode général, et ne diffère que par la substance qui remplit les organes, ou le parenchyme. Nous l'avons démontré ailleurs, et nous ne reviendrons pas sur ce sujet.

Je me résume, et je dis qu'au lieu seulement de deux appareils d'organes, existans dans l'homme, comme le croyait Bichat, il il y a réellement quatre appareils, et quatre vies ou ordres de fonctions. Le premier est celui des *fonctions végétatives*, par lesquelles il se nourrit, croit et se régénère; le second celui des *fonctions zoophytiques ou de relation interne*, en vertu desquelles il prépare au dedans de lui une matière animale, l'élabore, et la transporte aux vaisseaux de fluidolation locale et végétative; la troisième est celui des *fonctions instinctives ou animales*, auxquelles sont attachés l'instinct, ses besoins, ses affections, ses sens et ses locomotions; le dernier enfin est celui des *opérations intellectuelles*, par lesquelles il réfléchit sur lui-même et sur ce qui l'entoure.

Je n'ajouterai pas, par ce qu'on le sent et qu'on le sait, que des organes, une structure, un mécanisme, des principes de vie, des agens de mouvement, un enchaînement de fonctions, sont particuliers à chacun de ces appareils; d'où il suit aussi que les maladies et les médications ou moyens de traitement diffèrent aussi.

Il n'est pas d'autres appareils, ni d'autres ordres de fonctions dans la nature animée, que ceux dont nous venons de faire mention. Tous les êtres organisés sont partagés entr'eux, et la seule différence véritable qui les distingue, dans chaque grand embranchement, est ou le plus ou le moins grand nombre des organes attachés à chaque appareil, ou une modification dans leurs formes. Voilà en quoi consiste le système organique, dont on trouve toutes les parties réunies dans l'homme.

A Orléans, de l'Imprimerie de Darnault-Maurant, rue des Basses-Gouttières, n° 16.

www.ingramcontent.com/pod-product-compliance
Ingram Content Group UK Ltd.
Pitfield, Milton Keynes, MK11 3LW, UK
UKHW020454230726
13925UKWH00005B/1934

9 782013 696067